Kartoffel

50 geschmackvolle Rezepte

Einfach & Preiswert

Verena Boeheim

Über die Autorin

Verena Boeheim kommt aus der schönen Steiermark in Österreich, wo sie in einem kleinen Dorf, umgeben von Wiesen, Feldern und Wäldern, mit ihrem Rescue-Dog Theo lebt. Nach ihrer Ausbildung gelang ihr im Bereich Marketing & Sales der internationale Durchbruch. Am Höhepunkt ihrer Karriere erhielt sie die zerstörende Diagnose einer Autoimmunerkrankung. Dies hat ihr gesamtes Leben von einem Tag auf den anderen verändert. In den letzten zwanzig Jahren hat sich die Autorin intensiv mit ihrer Autoimmunerkrankung, ihrem Körper, ihrer Gesundheit, ihrem Lebensstil und ganz besonders mit den Themen Ernährung, Stressbewältigung und Emotionen auseinandergesetzt und absolvierte ergänzend dazu die Ausbildungen zum Health Coach, Life Coach, Stress Management Consultant und Emotions Mentor. Privat liebt sie Krimis und ausgedehnte Spaziergänge in der Natur. Ihr Motto: #JoyReloaded - das Leben in vollen Zügen genießen und in allen unterschiedlichen Facetten spüren.

INHALT

Snacks & Desserts 121

Vorwort

Die Kartoffel hat sich in den letzten hunderten von Jahren zu einem echten Klassiker entwickelt und ist gar nicht mehr wegzudenken aus der deutschen Küche! Egal ob in Omas traditionellen Rezepten, oder als hippes Gericht zum Ausprobieren – Die Kartoffel lässt sich immer wieder in unterschiedlichster Art und Weise neu erfinden! Auch wenn sie auf den ersten Blick unscheinbar wirkt: Kartoffeln sind günstig, extrem gesund und ein wahres Allroundtalent auf Ihrem Teller! Die Vielfalt, mit der sich die Kartoffel zu leckeren Speisen und für schnelles Essen verarbeiten lässt, ist schlichtweg umwerfend.

Dieses Kartoffel-Kochbuch eignet sich sowohl für Anfänger, als auch für Fortgeschrittene, einfach für jeden, der die Kartoffel in jeder möglichen Variation, egal ob als Hauptgericht oder als Beilage, genießen möchte! Sie wollen preiswert, gesund und ohne großen Aufwand essen? Dann haben Sie das perfekte Kochbuch gefunden! Sie finden in diesem Kartoffel Deluxe Buch alle wichtigen Informationen, Wissenswertes rund um die Kartoffel, inklusive ihrer Geschichte und 50 leckere Kartoffel Rezepte!

Wenn Sie gern abwechslungsreich, gesund und aus frischen, regionalen Zutaten essen, ist für Sie garantiert das richtige dabei. Alle dargestellten Rezepte lassen sich sowohl für Vegetarier, Veganer, aber auch für Nicht-Vegetarier perfekt optimieren und einfach an Ihren persönlichen Geschmack anpassen. Auch wenn Sie sich gerade besonders gesund ernähren und auf Ihr Gewicht achten, um ein paar Pfunde abzunehmen erweist sich dieses Kartoffel Kochbuch als ein wahrer Segen für Sie. Die Kartoffel macht nicht nur satt, sondern kann Ihnen auch noch helfen auf gesunde Art und Weise abzunehmen. Um Ihnen auf diesem Weg zu helfen, finden Sie zu jedem Rezept Nährwerte und Kalorienangaben. Selbst bekennende Kartoffel-Fans finden in diesem Buch spannendes Hintergrundwissen und können noch viel Wissenswertes rund um die Kartoffel als Gericht und gesundes Gemüse lernen!

Seien Sie gespannt auf dieser Reise durch die Geschichte der Kartoffel und probieren Sie sich durch die Rezepte, bis Sie ihre Lieblingsgerichte finden!

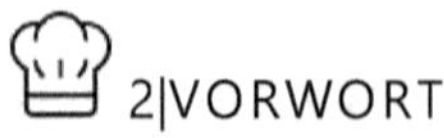

Vielleicht wundern Sie sich darüber, dass dieses Kochbuch keine Fotos hat. Doch, um das Buch zu einem günstigen Preis anbieten zu können, wurde auf Fotos verzichtet. Fotos würden die Druckkosten unnötig in die Höhe treiben und alle Rezepte wurden ausführlich beschrieben, so dass Sie diese auch ohne Fotos gut nachkochen können.

Guten Appetit!

Die Geschichte der Kartoffel

Bei all den Kartoffelrezepten, die Sie in Ihrem Alltag essen und hier kennenlernen werden, ist es fast undenkbar, sich eine Zeit vorzustellen, in der die Kartoffel kein fester Bestandteil der deutschen Küche war. Die Geschichte der Kartoffeln in Deutschland ist interessanter als Sie denken! Es geht um Entdecker, Kriege und einen König, der es sich zur Mission gemacht hat, Kartoffeln für Sie populär zu machen.

Gerade in Europa und besonders in Deutschland spielt die Kartoffel eine große Rolle und ist fester Bestandteil der Ernährung. Die Deutschen sind weltweit besonders bekannt für ihre Wurst-, aber auch für ihre Salzkartoffelgerichte.

Dabei mag aber vielen nicht mal annähernd bewusst sein, wie vielseitig sich die Kartoffel wirklich in ihre Ernährung integrieren lässt: Mit Salz gekocht, püriert, in einer Pfanne gebraten, in Öl frittiert und auch in Form von Knödeln oder im Teig! Man kann also leicht vergessen, dass es hier erst seit relativ kurzer Zeit Kartoffeln gibt.

Die Geschichte der Kartoffeln beginnt tatsächlich lange vor Friedrich II. selbst. Die Kartoffel findet ihren Ursprung eigentlich in Amerika. Das Volk der Inkas zum Beispiel galt als ausgezeichnete Kartoffelbauern. 1532 fanden die Spanier die Inkas, inklusive ihrem Kartoffelanbau, und brachten 1565 neben einem großen Goldschatz auch die Kartoffeln nach Europa. Sie breiteten sich sehr schnell in Europa aus, wurden aber zunächst nur als Tierfutter verwendet und hatten somit einen eher schlechten Ruf. Die russisch-orthodoxe Kirche ging jedoch sogar noch einen Schritt weiter und erklärte, dass die Kartoffel nicht vom Menschen gegessen werden darf. Da die Kartoffel in der Bibel nicht erwähnt wird, sei sie nicht gut genug um vom Menschen gegessen zu werden. Gott habe die Kartoffel nicht als Nahrungsmittel für den Menschen geschaffen. Aber König Friedrich II. stimmte dem nicht zu. Er sah in der Kartoffel eine Chance, in Zeiten von Krieg und Hunger Brot und Getreide zu ersetzen und sein Volk ernähren zu können. Deshalb begann er 1744 damit, Kartoffeln in die Ernährung seiner preußischen Armee zu integrieren. Da die Zeiten sehr schwer waren und die meiste Zeit um

Vorräte und Nahrung gekämpft wurde, wird der Krieg gegen Österreich im Jahre 1770 umgangssprachlich sogar manchmal "The Potato War" genannt - der Kartoffelkrieg.

Nichtsdestotrotz wurde Preußen weiterhin von einer Hungersnot geplagt, sodass König Friedrich der II. den Dorfbewohnern kostenlos Kartoffeln zur Verfügung stellte und ein nationales Programm für den Anbau der Pflanze vorstellte. Sein Volk hingegen war ganz und gar nicht begeistert von seiner Idee und erwiderte, sie hätten kein Interesse. Die Stadt Kolberg antwortete sogar: "Diese Dinge haben weder Geruch noch Geschmack, nicht einmal wollen Hunde sie essen, welchen Nutzen werden wir für sie haben?" Der verärgerte König drohte jedem, der sich weigerte, Kartoffeln anzupflanzen, Nase und Ohren abzuschneiden, aber er überlegte es sich schnell anders und entwickelte einen ausgeklügelten Plan. Er ließ Kartoffelfelder anpflanzen, die tagsüber stark geschützt waren. Diese Felder waren für alle leicht einsehbar, sodass das Volk schnell zu der Vorstellung kam, Kartoffeln seien sehr wertvoll. Sie sollten denken: "Sind sie wirklich so gut?" oder "Wie ungerecht, alles nur für ihn zu behalten!" "Sie sahen so langweilig aus, aber jetzt will ich wirklich eine für mich."

Das eigentliche Geheimnis des Plans waren die Nächte: Die Wachen wurden auf eine sehr geringe Anzahl reduziert und hatten die Anweisung, nicht besonders achtsam zu sein. Die Dorfbewohner begannen dann in die Plantage einzudringen und die kostbaren königlichen Kartoffeln zu stehlen - genau wie geplant. In ihren Häusern begannen die Deutschen dann mit neuen Arten des Kartoffelkochens zu experimentieren, wodurch alle typischen Gerichte entstanden, die wir heute kennen. Der König selbst bestand darauf, dass es bei seinen königlichen Abendessen Gerichte mit Kartoffeln gab, die er mit Freude verspeiste. Er machte es sich weiterhin zur Aufgabe die Popularität der Kartoffel zu stärken und verteilte Kartoffeln auf jeder seiner Reisen in allen Städten, durch die er fuhr. Selbst heutzutage steht er den Kartoffeln noch sehr nah. Jahrhunderte später, wenn man Friedrichs Grab besucht - wahrscheinlich nach einem köstlichen Essen mit Kartoffelpüree oder Bratkartoffeln - kann man dort zwischen Blumen auch Kartoffelpflanzen finden.

Wissenswertes über die Kartoffel

Nährwerte von Kartoffeln

Kartoffeln bestehen zu fast 80% aus Wasser, beinhalten 16% Kohlenhydrate, die hauptsächlich die Stärke ausmacht, 2% Eiweiß 2% Ballaststoffe und mit 0,1% kaum Fett!

Namenkunde

Das deutsche Wort "Kartoffel" stammt ursprünglich von dem italienischen Namen "Tartufolo" ab, was eigentlich "Trüffel" heißt. In Deutschland erfreut sich die Kartoffel aber an dutzenden Namen: Toffel, Töfte, Schucke, Potacke, Knulle, Grundbrin, Grumbeere, Grübling, Erpfel, Erdtoffel, Erdapfel, Bulwe, Bramburi oder Ärpel.

Heiliges Gemüse?

Für die Inka war die Kartoffel ein religiöses Requisit. Sie widmeten ihr sogar eine Göttin, die Kartoffelgöttin Axomana. Die ganze Kultur der Inka basiert auf der Kartoffel, was man leicht daran erkennt, dass beinahe alle religiösen Feste zu den Saatzeiten und der Ernte der Kartoffel stattfinden.

Kartoffelferien

Die heutigen Herbstferien wurden früher auch als „Kartoffelferien" bezeichnet. Grund dafür war, dass im September und Oktober viele Kinder ihre Freizeit auf dem Feld verbrachten, um die Knolle aus der Erde zu holen.

Suppe salzig?

Wenn das Essen versalzen ist, ist der Koch verliebt? Das geht aber keinen etwas an! Wenn Sie zu viel Salz in Ihrer Suppe haben, können Sie das ganz einfach beheben, indem Sie ein bis zwei Kartoffeln schälen und sie roh in die Suppe geben. Die Kartoffeln absorbieren das Salz und retten Ihr Gericht.

Kartoffeln für die Gesundheit

Kämpfen Sie mit Magenbeschwerden oder Sodbrennen, so kann Ihnen ein leichter Kartoffelsalat Abhilfe bereiten. Bei Husten und Halsschmerzen gelten Kartoffelwickel als ein altes Hausmittel! Für Kartoffelwickel werden gekochte Kartoffeln zerdrückt, auf ein Geschirrtuch gegeben und auf die Brust oder den Hals gelegt. Es wird gemunkelt, dass diese Wickel auch bei Ohrenschmerzen und Nasennebenhöhlenentzündungen helfen können.

Popularität in Deutschland

In Deutschland gehört die Kartoffel wohl zu den meist angebauten Gütern. Die gesamte Fläche, auf der Kartoffeln hier angebaut werden, entspricht etwa 240.000 Hektar. Umgerechnet sind das 360.000 Fußballfelder, oder das gesamte Saarland!

Unbesiegbar

Dank moderner Technik sind etwa 80% der in Deutschland üblichen Kartoffelsorten resistent gegen Schädlinge und Krankheiten. Auf die Kartoffel ist Verlass!

Frische-Zeugnis

Frische Kartoffeln haben meist einen erdigen Geruch, sind gleichmäßig gelbbräunlich und ihre Schale ist trocken.

Bundessortenamt

Es gibt ein eigenes Amt für Kartoffeln. Das Bundessortenamt befasst sich mit international zugelassenen Kartoffelsorten. Bis heute sind dort 391 Sorten gelistet, die das Bundessortenamt für international relevant hält.

Kartoffelforschungszentrum

In Perus Hauptstadt Lima gibt es eine Anstalt, die sich nur mit der Erforschung von Kartoffeln befasst. Es ist das größte Kartoffelforschungszentrum der Welt und seine Generaldirektorin heißt Pamela Anderson.

Alleskönner

Kartoffeln sind nicht nur Lebensmittel! Sie können auch als Grundlage für Waschmittel, Tesafilm, Shampoo, Seife, Puder, Pappe, Kunstschnee, Folien, Papier und Alkohol.

Herkunft und Verwendung

In diesem Kapitel lernen Sie, welche die herkömmlichsten Kartoffelsorten sind und wie Sie sie am besten zubereiten können. Vielleicht haben Sie in ihrem Supermarkt des Vertrauens eine sehr große Auswahl an Kartoffeln und fragen sich jedes Mal aufs Neue, welche denn nun die richtige für Ihre Rezepte ist. Vielleicht bietet Ihr Supermarkt aber auch nur eine einzige Sorte an und Sie verstehen nie, warum Ihre Pommes immer so langweilig schmecken.

In beiden Fällen werden Sie in einigen Seiten schlauer sein! Tatsächlich gibt es mehr als fünftausend verschiedene Sorten Kartoffeln, von denen sich jede für unterschiedliche Zubereitungen eignet. Sie finden im Folgenden eine Übersicht der bekanntesten Sorten. In einem weiteren Schritt können Sie eine kleine Auswahl der beliebtesten Kartoffeln dann nochmal etwas näher kennenlernen.

Grundsätzlich unterscheidet man die Kochtypen von Kartoffeln in festkochende Kartoffeln, vorwiegend festkochende Kartoffeln und mehligkochende Kartoffeln. Auf dem Markt werden Kartoffeln jedoch vorwiegend mit Buchstaben bezeichnet, die aber genau diese Kochtypen angeben. Die international geltenden Buchstaben A, B, C und D – wurden im Rahmen der Europäischen Gemeinschaft für die verschiedenen Kochtypen eingesetzt. Dabei gilt:

A und A–B sind festkochend. Das Fleisch von Kartoffeln dieses Kochtyps ist fest und kernig, behält beim Kochen seine feste Struktur und zeichnet sich durch eine glatte und feuchte Schnittfläche aus. Dementsprechend eignet sie sich perfekt für alle Gerichte, die dünne, aber feste Kartoffelscheiben benötigen. Dazu gehören unter vielen anderen Kartoffelsalate, oder Gratins, aber auch Bratkartoffeln und bissfestere Pellkartoffeln.

B–A und B sind vorwiegend festkochende Kartoffeln. Beim Kochen werden diese Kartoffeln eher mittelfest, mit geringem Widerstand, wenn man beispielsweise eine Gabel hinein sticht. Deshalb kann man sie optimal verwenden um Beilagen herzustellen, die mit einer Sauce oder einem Dip serviert werden. Auch als Salzkartoffeln, oder Pellkartoffeln, oder aber als Bratkartoffeln sind sie gut geeignet.

B–C und C sind mehligkochende Kartoffeln. Sie haben einen höheren Stärkegehalt und sind deshalb häufig später reifende Sorten. Perfekt geeignet sind sie zum Pürieren, Zerstampfen oder Zerkleinern, also in Suppen oder Eintöpfen, zur Herstellung von Knödeln und Klößen, oder ganz simpel für Kartoffelpüree. Sogar für Kroketten, Reibekuchen und als Folienkartoffel kann man mehligkochende Kartoffeln gut verwenden.

Zusätzlich zu diesen Typen gibt es noch C–D und D, die als kein Kochtyp im Sinne der Handelsklassenverordnung gelten. Sie sind stark mehlig, trocken und kochen sehr locker, bis hin zum Verfallen. Für die Rezepte in diesem Buch wird von diesem Kartoffeltyp eher abgeraten.

FESTKOCHENDE KARTOFFELN

Die festkochenden Kartoffeln eignen sich besonders gut zum Zubereiten von Kartoffelsalaten, Bratkartoffeln, oder Kartoffelaufläufen.

Suchen Sie festkochende Kartoffeln, finden Sie am ehesten folgende Sorten:

- Belana
- Agata
- La Ratte
- Sieglinde

Kartoffel Agata

Glatt, süß und mit perfekter Haut ist sie wohl die fotogenste unter den Kartoffeln. Wenn Sie nur eine Kartoffelsorte auf Ihrem Markt haben, ist es wahrscheinlich die Kartoffel Agata, eine der beliebtesten Kartoffeln. Sie gilt als festkochende Kartoffel und eignet sich demnach hervorragend zum Zubereiten von Kartoffelsalaten, Bratkartoffeln und verschiedensten Kartoffelaufläufen in diversen Variationen! In puncto Vitaminen bietet diese Kartoffel einen hohen Vitamin C und B Wert, außerdem Eisen und viel Magnesium.

VORWIEGEND FESTKOCHENDE KARTOFFELN

Wollen Sie sich jedoch an Pell- und Salzkartoffeln wagen, um zum Beispiel Pommes zu machen, so sollten Sie sich eine vorwiegend festkochende Kartoffel mit einem Stärkegehalt im mittleren Bereich suchen. Bekannte Sorten in diesem Bereich sind:

- ➢ Berber
- ➢ Christa
- ➢ Agria
- ➢ Colette
- ➢ Maja
- ➢ Gloria
- ➢ Quarta
- ➢ Laura

Kartoffel Agria

Die Kartoffel Agria gilt als Speise- sowie Veredelungs-kartoffel. Im Geschmack ist sie deutlich ausgeprägt, sehr ertragreich und reift mittelfrüh. Ihre Schale als auch ihr Fleisch ist gelb und kocht locker auf, zerfällt jedoch nicht. Sie ist länglich und relativ groß, eignet sich besonders gut für leckere

Pommes und Chips und wird in Kühlprodukten häufig verarbeitet.

MEHLIGKOCHENDE KARTOFFELN

Durch ihren hohen Stärkeanteil lassen sich mehligkochende Kartoffel optimal zu Pürees und Eintöpfen verarbeiten. Kartoffelsorten mit dieser Eigenschaft sind unter anderem:

- Afra
- Bintje
- Dore
- Erntestolz
- Marlene
- Futura
- Zorba
- Melina

Kartoffel Bintje

Die Kartoffel Bintje stammt, wie der Name schon vermuten lässt, aus den Niederlanden und kann nahezu als deren Erfolgsknolle bezeichnet werden. Auch hier in Deutschland ist sie unter den Kartoffelessern extrem beliebt. Sie ist sehr robust, wird mittelfrüh reif und hat eine ovale Form, mit hellem gelben Fleisch, einer recht dünnen Schale und intensivem Geschmack. Sie wird oft für Pürees und Puffer oder gestückelt in Suppen verwendet, lässt sich aber auch für Pommes oder Chips gut verwenden.

EIN SPEZIALFALL: DIE SÜßKARTOFFEL

Die Süßkartoffel wird auch Batate genannt und ist eigentlich nicht mit der Kartoffel verwandt. Sie wird in tropischen Ländern angebaut und gilt dort als ein Hauptnahrungsmittel. Nichtsdestotrotz wird die Süßkartoffel im Alltag häufig als eine Art Kartoffel eingeschätzt, da sie nicht nur ähnliche Nährwerte aufweist, sondern sich auch ähnlich in der Küche einsetzen lässt.

Die Süßkartoffel ist länglich und hat eine rosa oder lila Haut. Von innen ist sie je nach Sorte weiß bis hin zu orange und vom Geschmack her, wie der Name schon sagt, deutlich süßer als die herkömmliche Speisekartoffel. Sie ist der Favorit vieler Fitness-Leute, weil sie reich an Kohlenhydraten ist, aber doppelt so viele Ballaststoffe wie eine normale Kartoffel hat. Sie gibt also zusätzliche Energie für körperliche Aktivitäten, ohne schnell verdaut zu werden, das heißt: Sie wird im Körper nicht direkt zu Glukose verarbeitet und hält deutlich länger satt als andere Kartoffelsorten. Zusätzlich ist sie reich an den Vitaminen A, C und B und hat eine entzündungshemmende und antioxidative Wirkung. Besonders lecker ist sie gekocht, geröstet oder als Püree.

Lagerung

Es gibt offenbar für jede Speise eine besonders gut geeignete Kartoffelsorte. Sie sollten jetzt ein besseres Verständnis darüber haben, welche Kartoffel Sie für welche Speise wählen, damit das Endergebnis bestmöglich schmeckt! Doch maßgeblich für den Geschmack einer Kartoffel ist nicht nur die Kartoffelsorte selbst, sondern auch die Lagerung. Um den besten Geschmack zu garantieren und bewahren, sollten Sie Kartoffeln typgerecht lagern. Wie werden Kartoffeln eigentlich gelagert?

Kartoffeln lassen sich gut in großen Mengen kaufen, weil sie sehr günstig sind und mehrere Wochen haltbar bleiben. Wenn Sie sie richtig lagern, keimen Kartoffeln nicht so schnell und werden auch für einen längeren Zeitraum nicht faulig. Erster wichtiger Hinweis ist dabei, darauf zu achten, dass die Kartoffeln kein Licht abbekommen so lange sie gelagert werden. Durch das Licht fangen Kartoffeln nämlich an zu keimen und verfärben sich grün. Die grüne Färbung entsteht dadurch, dass in der Kartoffel Solanin entsteht. Solanin ist für den Menschen giftig. Kartoffeln die gekeimt haben können also nicht mehr zum Verzehr genutzt werden, allerdings kann man sie einpflanzen und neue Kartoffeln ziehen.

Auch die Temperatur hat maßgeblichen Einfluss auf Ihre Kartoffeln! Ist die Temperatur zu hoch verlieren die Kartoffeln an Flüssigkeit und werden schrumpelig. Idealerweise lagert man die Knollen unter 15 Grad, im besten Fall zwischen 8 und 10 Grad. Das lässt sich offensichtlich nur schwer umsetzen, am besten man lagert sie im Keller. Auch der Kühlschrank ist keine gute Idee, um Kartoffeln zu lagern. Die Temperatur ist zu niedrig und die in den Kartoffeln enthaltene Stärke wandelt sich in Zucker um, wodurch sich der Geschmack der Kartoffeln maßgeblich verändert.

Was Kartoffeln auch nicht mögen, ist Feuchte. Lagern Sie Ihre Kartoffeln so trocken wie möglich, da sie sonst schnell schimmeln und faulen. In einem Raum mit geringer Luftfeuchtigkeit lässt sich dies jedoch gut vermeiden. Ein guter Hinweis könnte auch sein, die Kartoffeln regelmäßig zu kontrollieren und faule Exemplare auszusortieren. Die Fäule überträgt sich schnell auf die noch gesunden Kartoffeln und verdirbt schnell den ganzen Vorrat. Feuchtigkeit sammelt sich auch schnell in Plastikverpackungen. Es ist wichtig die

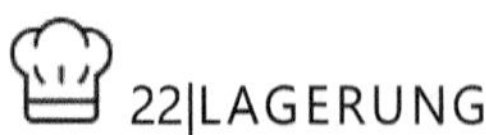

Kartoffeln so zu lagern, dass genügend Luft rankommt, zum Beispiel in Netzen, Jutebeuteln oder Kisten aus Holz. In Kisten kann man Feuchtigkeit zusätzlich reduzieren indem man sie mit Zeitungspapier oder Stroh auslegt.

Kartoffeln werden gern einzeln gelagert, nicht zusammen mit anderem Obst und Gemüse. Das liegt daran, dass Früchte häufig ein Reifungsgas, Ethylen, ausstoßen. Auch Kartoffeln reifen durch dieses Gas und neigen dann schnell dazu schlecht zu werden.

Wenn kein Keller vorhanden ist, können Kartoffeln im Winter auch gut auf dem Balkon gelagert werden, z.B. mit einem Tuch, um sie vor Licht zu schützen. Alternativ sollten trotz der relativ langen Haltbarkeit eher kleinere Mengen gekauft werden, um Verschwendung zu vermeiden.

Hausmannskost oder Fertigprodukt

Wer heutzutage in den Supermarkt geht um sich die Zutaten für eine Mahlzeit zu kaufen, stellt schnell fest, dass es viele Gerichte auch schon fertig zu kaufen gibt. Warum denn dann überhaupt noch alles schneiden und schnippeln, kochen, braten, frittieren, wenn ich es auch einfach aus der Verpackung nehmen und in den Ofen schieben kann? Habe ich dann nicht 20 Minuten später das gleiche Essen, was ich nach doppelt und dreifach so langer Zeit selbst hergestellt hätte? Und vielleicht sogar mit besserem Geschmack?

Die Antwort ist auf vielen Ebenen eindeutig: Nein. Wer Zeit mit Fertigprodukten sparen möchte, muss sich bewusst sein, dass er damit finanzielle und gesundheitliche Nachteile in Kauf nimmt. Ob sich das wirklich lohnt, ist sehr fraglich.

Wirtschaftlich gesehen ist es eine ganz einfache Rechnung. Die Verbraucherzentrale Hamburg testete bereits im Jahr 2011 21 Fertigprodukte und verglich sie mit selbst gekochten Alternativen. Die Preise der Fertiggerichte waren bis zu 184 Prozent teurer. Es wurden nicht nur die Kosten der Zutaten, sondern auch die Energiekosten beim Selbermachen dem Preis des Fertigprodukts gegenübergestellt. Es wurde aufgezeigt, dass Fertigproduktvarianten zwar eine einfache Alternative sind, dass es sich jedoch finanziell nicht ansatzweise auszahlt.

Und auch aus gesundheitlicher Sicht lassen sich Fertigprodukte nicht mit selbst gekochter Hausmannskost vergleichen. Es fehlen eine Menge Nährstoffe, stattdessen werden viele Produkte mit Aromen, Geschmacksverstärker, Zusatz- und Konservierungsstoffen hergestellt. Oftmals ist in den Produkten, die den Namen einer frischen Zutat haben, nur eine kleine Spur davon enthalten. In Kartoffelsuppe aus der Dose findet man beispielsweise nicht, wie der Name verspricht, ein Gericht, das auf Basis von Kartoffeln hergestellt wurde, sondern muss sich damit abfinden, eine Suppe zu essen, die durch verschiedene Chemikalien und einen kleinen Anteil Kartoffeln den Geschmack einer Kartoffelsuppe nachahmt.

Wer seinem Körper und seiner Umwelt etwas Gutes tun möchte, der sollte zu frischen, saisonalen, regionalen Produkten greifen und ein Bewusstsein für seine Lebensmittel entwickeln. Dies gelingt am besten, wenn man sich damit befasst und selbst kocht. Und außerdem macht es auch noch viel mehr Spaß! Gerade für Kartoffeln gibt es eine große Vielfalt an Fertigprodukten: Pommes frites, Kroketten, Herzoginkartoffeln, Kartoffelpuffer, sogar ganze Kartoffel-gratins und natürlich die heiß geliebten Chips. Aber sind wir mal ehrlich: die meisten Gerichte können wir im Handumdrehen mit ein wenig Übung beinahe genauso schnell, deutlich gesünder und viel geschmacksintensiver herstellen. Suchen Sie sich doch einfach Ihr liebstes Fertigprodukt aus unseren Rezepten, probieren Sie es aus und überzeugen Sie sich selbst davon, wie einfach es ist auf die fertige Alternative zu verzichten!

Zeit & Geld sparen beim Kochen

Wer sich dazu entschlossen hat, sich von Fertigprodukten zu distanzieren, kann nun lernen, wie er trotzdem Zeit und noch mehr Geld beim Selber-Kochen sparen kann! Gerade für allein-stehende oder kleine Familien kann man sehr gut größere Portionen vorkochen, oder vorbereitete Zutaten einfrieren!

VORKOCHEN

Kartoffeln eignen sich gut zum Vorkochen. Egal ob man noch welche übrig hat und am nächsten Tag etwas anderes leckeres daraus zaubern möchte, oder ob man bewusst mehr kocht um sich für die nächsten Tage einen Arbeitsschritt zu sparen: Mit der richtigen Aufbewahrung ist das gar kein Problem. An kühlen Orten sind Kartoffeln für kurzzeitige Aufbewahrung gut geeignet.

Um die gekochten Knollen richtig und bestmöglich aufzubewahren, ist es zunächst einmal wichtig, dass man die Kartoffeln vollständig abkühlen lässt und anschließend mit einem Küchenpapier trocken tupft. Dadurch bleiben sie länger frisch ohne matschig zu werden, sondern behalten ihre Konsistenz. Hat man gekochte Kartoffeln mit Schale, so ist es am besten, sie außerhalb des Kühlschranks aufzubewahren. Am besten eignet sich ein kühler Ort, an dem die Kartoffeln keinen Gerüchen und Geschmäckern anderer Lebensmittel ausgesetzt sind, da sie diese schnell annehmen. Außerdem müssen Kartoffeln mit Schale vor Feuchtigkeit geschützt werden. Die Schale schützt Kartoffeln, auch im gekochten Zustand allerdings optimal vor Keimen und Bakterien. Gekochte Kartoffeln mit Schale kann man gut in ein sauberes Tuch wickeln und für bis zu vier Tage an einem kühlen Ort lagern. Ist es nicht möglich die Kartoffeln außerhalb des

Kühlschranks kühl zu lagern, so können Sie sie auch im Kühlschrank aufbewahren, in einem luftdichten Behälter.

Natürlich ist es immer empfehlenswert sich dennoch vor Verzehr zu vergewissern, dass die Kartoffeln noch gut sind. Hören Sie da einfach auf Ihr Bauchgefühl! Riecht die Kartoffel merkwürdig oder hat sie sich verfärbt? Dann entsorgen Sie sie besser. Ist das jedoch nicht der Fall verzehren Sie sie bedenkenlos!

AUFWÄRMEN

Wenn man gezielt vorbereitet, weil man am nächsten Tag nur wenig Zeit hat, kann man festkochende Kartoffeln ganz einfach am Vortag beinahe bis zum Garpunkt kochen und im Kühlschrank aufbewahren. Am nächsten Tag braucht man sie nur für wenige Minuten aufkochen bis der Garpunkt erreicht ist, sie mit ein wenig Petersilie garnieren und servieren - so schmecken sie immer noch frisch und lecker und Sie haben Zeit gespart.

Möchte man Kartoffeln für einen längeren Zeitraum aufbewahren, kann man sie sogar kochen und anschließend einfrieren. Ganz einfach schälen und in große Scheiben oder Stücke, oder auch als große Knolle luftdicht verpacken und im Gefrierschrank lagern. Aber Obacht: Wenn die gefrorenen Kartoffeln aufgetaut werden haben sie oft nicht mehr die gleiche Konsistenz wie vorher. Für Aufläufe, Suppen oder

Kartoffelbrei eignen sie sich aber weiterhin perfekt und machen geschmacklich keinen Unterschied!

Aber nicht nur Kartoffeln, sondern auch ganze Kartoffelgerichte können Sie einfrieren und bis zu drei Monate später verzehren. Für den besten Geschmack ist es aber empfehlenswert die Gerichte nur 4-6 Wochen im Gefrierfach zu lagern. Kartoffelsuppe wird beispielsweise durch Rühren mit einem Schneebesen, wenn es aufgetaut wird, wieder lecker sämig. Auch bei Kartoffelpüree gibt es einen Tipp, damit er aus dem Gefrierfach genauso lecker schmeckt wie frisch! Wenn Sie planen einen Teil des Kartoffelpürees einzufrieren, kochen Sie ihn zunächst mit weniger Milch und Butter als üblicherweise. Dadurch wird die Konsistenz zunächst etwas fester. Wenn es dann eingefroren und wieder aufgetaut wird, geben Sie die fehlende Butter und Milch hinzu und können Kartoffelbrei mit einer leckeren, cremigen Konsistenz genießen.

RESTE UND GEMÜSEABFÄLLE WIEDERVERWERTEN

Reste von Kartoffeln schaffen eine tolle Grundlage für viele Gerichte! Um nur ein paar zu nennen: Bratkartoffeln, Kartoffelsalat, Tortillas, Kartoffelbrot, Gnocchis, Knödel, Schupfnudeln, Kartoffelauflauf... Schauen Sie sich einfach mal die Rezepte im Anschluss an. Viele können dazu genutzt werden, gekochte Kartoffeln weiterzuverwenden und unnötigen Abfall zu vermeiden. Aber wussten Sie, dass sogar Kartoffelschalen weiterverwendet werden können und nicht gleich in den Müll wandern müssen?

Kartoffelschalen als Kaminanzünder

Besitzen Sie einen Kamin oder Ofen, dann sollten Sie Kartoffelschalen von nun an nicht einfach entsorgen! Kartoffelschalen eignen sich optimal als Kaminanzünder! Dafür müssen Sie ganz einfach die alten Schalen für ein paar Tage auf einer Heizung trocknen, oder für 30 Minuten bei 180 Grad in den Backofen schieben. Wenn Sie den Ofen regelmäßig anzünden, können Sie auch einfach immer für das nächste Mal Kartoffelschalen darauf legen, so haben Sie immer einen ausreichenden Vorrat! Getrocknete Kartoffelschalen eignen sich deshalb so gut, weil sie leicht entzündlich sind und eine relativ lange Brenndauer haben. Sie helfen also beim Entfachen und in Gang halten des Feuers.

Kartoffelschalen als Spülmittel

Mit alten Kartoffelschalen können Sie sogar herkömmliches Spülmittel ersetzen, um sich von unnötigem Plastikmüll und überteuerten Industrieprodukten zu distanzieren. Da Kartoffelschalen nicht nur einen großen Anteil an Stärke, sondern auch an Solanin enthalten, kann man sie ganz einfach verwenden um Leder, Edelstahl, oder auch Glasflächen zu reinigen. Dafür einfach mit den frischen Schalen über verschmutzte Stellen putzen oder sie zu einem Spülmittel verarbeiten.

Entscheiden Sie sich für das Spülmittel, so geben Sie die alten Kartoffelschalen zunächst einmal in ein verschließ-bares Gefäß und übergießen sie mit siedendem Wasser. Nach etwa dreißig Minuten schütteln Sie das Glas zum ersten Mal. Diesen Vorgang wiederholen Sie während des Abkühlens etwa alle 10 Minuten, bis Sie sehen, dass sich ein Schaum bildet. Das geschlossene Glas lassen Sie dann einfach über Nacht im Kühlschrank ziehen. Danach sieben und schon ist Ihr plastikfreies, umweltfreundliches Spülmittel fertig! Wenn Sie es im Kühlschrank lagern können Sie es bis zu acht Tage lang verwenden.

Kartoffelschalen zur Haarpflege

Da Kartoffeln viel Stärke beinhalten, reinigen sie zum einen optimal die Kopfhaut und versorgen sie mit Vitaminen, sodass Ihr Haar gekräftigt und gestärkt wird. Die Mineralien und Nährstoffe in Kartoffelschalen qualifizieren sie zu einem perfekten Beautyprodukt! Obacht: Kartoffelschalen können Haare, gerade bei blondem oder blondiertem Haar, nachdunkeln, wenn man sie regelmäßig verwendet. Das können Sie sich zu Nutze machen, wollen Sie jedoch nicht auf ihr helles Haar verzichten, so sollten Sie von einer regelmäßigen Kartoffel-Haarkur absehen. Bei dunklem Haar besteht dort aber keine Gefahr! Um eine Haarkur aus Ihren Kartoffelschalen herzustellen, kochen Sie die Kartoffelschalen auf und lassen sie für etwa eine halbe Stunde köcheln. Danach einfach von der Platte nehmen und abkühlen lassen. Ist das Wasser abgekühlt, so können Sie es sieben und in einer Flasche an einem kühlen Ort, bestenfalls im Kühlschrank, lagern.

Die Kur nutzen Sie ganz einfach, indem Sie Ihre Haare nachdem Sie sie gewaschen haben mit dem Kartoffelwasser auswaschen. Schon nach wenigen Anwendungen dürften Ihre Haare glänzen und seidig weich sein.

Kartoffelchips aus Kartoffelschalen

Auch zum Backen kann man Kartoffelschalen einfach weiterverarbeiten. Gerade wenn Sie auf Bio-Kartoffeln setzen, können Sie sich sicher sein, dass die Schale voller reichhaltiger Nährstoffe ist Sie können sich auf einfachstem Wege einen Snack ganz nach Ihrem Geschmack herstellen, wenn Sie die Kartoffelschalen in mundgerechte Stücke schneiden, mit Öl, Ihren Lieblingsgewürzen und Salz würzen und auf einem Backblech verteilen. Das Ganze muss dann für etwa zehn Minuten bei 200 Grad Umluft in den Backofen.

Vorspeisen & Salate

KARTOFFELSALAT MIT GURKEN UND ZIEGENKÄSE

Nährwerte pro Portion: 808 Kalorien, 44 g Kohlenhydrate, 61 g Fett, 16 g Eiweiß

Zutaten für 4 Portionen:

6 El Öl zum Braten
1 kg Kartoffeln
(kleine, festkochende)
1 Salatgurke
1 Zwiebel
5 El Weißweinessig
40 g Kürbiskerne
150 ml Sonnenblumenöl
1 Beet Kresse
12 kleine Radieschen
Ziegenkäse/ veganen Feta

2 El Mehl
4 Tl Kürbiskernöl
1 Ei größe M
(alternativ Gemisch aus 3 EL Wasser, 1 EL Mehl, 1 Prise Salz zum Panieren)
4 El Semmelbrösel
Salz
weißer gemahlener Pfeffer

Zubereitung:

1. Zunächst garen Sie die Kartoffeln in Salzwasser für etwa zwanzig Minuten. Anschließend gießen Sie sie ab und lassen sie ausdämpfen. In der Zwischenzeit können Sie die Gurke in dünne Scheiben schneiden, sie salzen und für zwanzig Minuten ziehen lassen.

2. Als nächstes würfeln Sie die Zwiebeln fein und verrühren sie mit Pfeffer, Essig und Salz. Geben Sie 50 ml lauwarmes Wasser und das Sonnenblumenöl dazu. Während die Kartoffeln noch heiß sind, pellen Sie sie und schneiden sie in dünne Scheiben in die vorbereitete Vinaigrette. Nochmal für zwanzig Minuten ziehen lassen und die Kürbiskerne ohne Fett in einer Pfanne rösten. Die Radieschen waschen und in mundgerechte Stücke schneiden.

3. Den (veganen) Ziegenkäse wenden Sie zunächst im Mehl und im Ei, bzw. dem veganen Panier-Gemisch und anschließend in den Semmelbröseln. Danach in einer Pfanne mit heißem Öl goldbraun braten.

4. Die Gurken können Sie nun ausdrücken und unter den Kartoffelsalat mischen. Mit Pfeffer, Salz und Essig ganz nach Ihrem Geschmack würzen.

FRUCHTIGE KARTOFFELCREME-SUPPE MIT ZITRONE

Nährwerte pro Portion: 328 Kalorien, 22 g Kohlenhydrate, 23 g Fett, 5 g Eiweiß

Zutaten für 4 Portionen:

120 g Zwiebeln
3 El Butter oder Margarine
400 g festkochende Kartoffeln
100 ml Weißwein
3 El Croutons
800 ml Gemüsebrühe
1 Zitrone

150 ml Schlagsahne oder Soja-Sahne
4 Beete Kresse
4 El Sahnejoghurt oder Soja-Jogurt
Pfeffer
Salz

Zubereitung:

1. Würfeln Sie die Zwiebeln fein, schälen Sie die Kartoffeln und schneiden Sie sie ebenfalls in kleine Würfel. Lassen Sie zwei Esslöffel Butter in einem Topf zergehen und dünsten Sie die Zwiebeln und Kartoffeln darin unter Rühren drei Minuten an. Löschen Sie mit Weißwein und Gemüsebrühe ab und lassen Sie alles zugedeckt eine Viertelstunde bei mittlerer Hitze kochen.

2. Die übrige Butter lassen Sie in der Zwischenzeit in einer Pfanne schmelzen. Rösten Sie die Croutons darin goldbraun und tropfen Sie sie auf einem Küchenpapier ab. Die Zitrone waschen Sie heiß, reiben die Hälfte der Schale fein ab und geben Sie zu den Croutons.

3. Schneiden Sie die Kresse ab. Davon geben Sie ⅔ mit Sahne und Joghurt in den Küchenmixer und pürieren es fein. Die Suppe pürieren Sie ebenfalls mit einem Pürierstab, geben die Sahnemischung hinzu, ebenso wie Salz und Pfeffer. Dann noch einmal alles aufkochen lassen und mit den restlichen Croutons garnieren.

KARTOFFEL-RÖLLCHEN MIT ROTER BETE

Nährwerte pro Portion: 514 Kalorien, 25 g Kohlenhydrate, 43 g Fett, 7 g Eiweiß

Zutaten für 4 Portionen:

Zutaten für die Kartoffelfladen:
200 g mehligkochende
Kartoffeln
Mehl, zum Bearbeiten
50 g Mehl
Salz

Zutaten für die Creme-
Füllung:
0,5 Bund Dill
0,5 Bund Schnittlauch
100 g gekochte Rote Bete
200 g Crème fraîche/Crème
vega
Pfeffer, frisch gemahlen
Salz

Außerdem: Klarsichtfolie

Zubereitung:

1. Um die Kartoffelfladen herzustellen kochen Sie die ungeschälten Kartoffeln erst einmal in Salzwasser, bis sie weich sind. Anschließend gießen Sie sie ab und lassen sie ausdämpfen, pellen sie aber noch solange die Kartoffeln warm sind. Die geschälten Kartoffeln müssen dann drei Mal durch eine Kartoffelpresse gedrückt werden. Fügen Sie der Kartoffelmasse so viel Mehl hinzu bis der Teig beim Kneten nicht mehr klebt, aber dennoch weich ist.

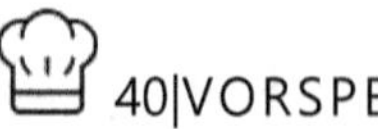

2. Die fertige Kartoffelmasse teilen Sie daraufhin in zwei Teile und rollen sie auf Ihrer Arbeitsfläche, die Sie vorher bemehlt haben, etwa 1 mm dünn aus. Haben Sie dünne Fladen, können Sie diese in einer Pfanne ohne zusätzliches Fett für etwa zwei Minuten von jeder Seite anbraten und danach in einem sauberen Geschirrtuch abkühlen lassen.

3. Als nächstes bereiten Sie die Cremefüllung zu. Schneiden Sie die Rote Bete in etwa 3 mm große Würfel. Legen Sie ein wenig vom Schnittlauch und vom Dill zum Garnieren beiseite, den Rest hacken Sie fein. Quirlen Sie die Crème fraîche/Crème vegan mit einem Schneebesen oder den Quirlen eines Handrührgeräts steif, so dass Sie anschließend die gehackten Kräuter und die gewürfelte rote Beete darunter rühren können. Schmecken Sie die Creme ab und würzen Sie ganz nach Ihrem Geschmack mit Salz und Pfeffer.

4. Nun müssen Sie die Kartoffelfladen auf einer Klarsichtfolie ausbreiten, die Cremefüllung gleichmäßig darauf verteilen, aufrollen und kühl lagern. Zum Servieren können Sie die Röllchen dann noch mit den beiseitegelegten Kräutern garnieren.

SELLERIE-SCHIFFCHEN GEFÜLLT MIT BRATKARTOFFELN

Nährwerte pro Portion: 459 Kalorien, 29 g Kohlenhydrate, 33 g Fett, 8 g Eiweiß

Zutaten für 4 Portionen:

2 Sellerieknollen je 800 g
250 g Kartoffeln, festko-
chend
250 g Schmand oder Créme
Vega
100 g Brunnenkresse
2 El Zitronensaft
7 El Rapsöl
1 kleine rote Pfefferschote
100 g Zwiebeln

0,5 Tl Kümmelsaat
4 Stiele Thymian
2 Äpfel (säuerlich, zum Beispiel Boskop)
Pfeffer
Salz

Zubereitung:

1. Zunächst waschen Sie die Sellerieknollen sorgfältig. Damit die Knollen auf dem Teller frei stehen können, schneiden Sie am Blattansatz, sowie unten im Wurzelbereich eine dünne Scheibe ab. Halbieren Sie die Knollen dann waagerecht und bepinseln Sie die größeren Schnittflächen mit zwei Esslöffeln Rapsöl. Anschließend können Sie die Knollen auf ein mit Backpapier ausgelegte Backblech legen und sie im Backofen auf der mittleren Schiene bei 180 Grad Ober- und Unterhitze für etwa 70 Minuten backen.

2. Die Kartoffeln können Sie in der Zwischenzeit ungeschält in Salzwasser zusammen mit der Kümmelsaat für zwanzig Minuten garkochen. Lassen Sie sie nachdem die Kartoffeln gar sind und Sie sie abgegossen haben gut abdämpfen, bis sie ausgekühlt sind. Pellen Sie die Kartoffeln dann und schneiden Sie sie in etwa 0,5 cm dicke Scheiben.

3. Die Zwiebeln müssen ebenfalls in 0,5 cm dicke Spalten geschnitten werden. Zupfen Sie die Thymianblätter von den Stielen ab und hacken Sie sie grob. Dann die Äpfel in Viertel teilen, entkernen und in dünne Scheiben (zwei-drei Millimeter) schneiden. Sobald Sie die Scheiben geschnitten haben träufeln Sie Zitronensaft über die Äpfel.

4. Im nächsten Schritt stellen Sie den Kresse-Dip her. Dafür trennen Sie die Blätter von der Kresse ab, waschen sie gründlich in einem Sieb und lassen es gut abtropfen. Die Blätter werden dann gemeinsam mit dem Schmand bzw. der Créme Vega in ein hohes, schmales Gefäß gegeben und mithilfe eines Pürierstabs zu einem einheitlichen Dip püriert. Alles gut salzen und pfeffern und anschließend kalt stellen.

5. Die fertig gegarten Sellerie-Hälften können Sie nun mit einem Esslöffel aushöhlen, sodass nur noch eine etwa ein Zentimeter dicke Schale bleibt. Alles was Sie herausgenommen haben schneiden Sie in zwei Zentimeter große Stücke. Solange Sie die Füllung weiter vorbereiten, können Sie die Sellerie-Schälchen wieder in den Ofen stellen, um sie warm zu halten.

6. Das übrige Rapsöl erhitzen Sie nun in einer Pfanne. Braten Sie die herausgeschnittenen Sellerie-Stücke bei starker Hitze für zwei bis drei Minuten. Anschließend geben Sie die Kartoffeln, so wie die Zwiebeln und die Pfefferschote dazu und braten es für weitere drei bis vier Minuten goldbraun an. Nun noch mit Thymian, Pfeffer und Salz würzen und die vier Sellerie-Schiffchen damit befüllen.

7. Decken Sie die gefüllten Schiffchen mit den Apfelscheiben zu und stellen Sie sie für etwa sechs Minuten auf die oberste Schiene Ihres Backofens, bis die Apfelscheiben bräunlich und schön weich sind. Die Sellerie-Schiffchen können anschließend mit Ihrem Kresse-Dip serviert werden.

GEMISCHTER BLATTSALAT MIT FRISCHER VINAIGRETTE AUS KARTOFFELN

Nährwerte pro Portion (mit Speck): 263 Kalorien, 20 g Kohlenhydrate, 17 g Fett, 6 g Eiweiß

Zutaten für 6 Portionen:

120 g Kartoffeln, mittelgroß, mehligkochend
120 ml Gemüsebrühe
300 g Löwenzahn
300 g Schnittsalat
5 Stiele Petersilie
0,5 Bund Schnittlauch
20 g Butter oder Margarine
50 ml Öl
5 El Apfelessig

1 Prise Zucker
1 Schnittsalat, klein
10 Stiele Kerbel
150 g Weißbrot
Salz
Pfeffer

optional: 100 g Speck

Zubereitung:

1. Die Kartoffeln zunächst im Salzwasser kochen, bis sie gar sind. Haben Sie sich für Speckwürfel entschieden, so können Sie diese nun ohne zusätzliches Fett in eine Pfanne geben und knusprig braten. Vermischen Sie das Öl zusammen mit der Gemüsebrühe und dem Essig.

2. Pellen Sie die Kartoffeln und stampfen Sie sie sehr fein. Geben Sie den Kartoffelbrei, gegebenenfalls gemeinsam mit dem Speck, zur Vinaigrette. Schmecken Sie mit Zucker, Pfeffer und Salz ab und waschen Sie den Löwenzahn und den Schnittsalat, trocknen Sie ihn mit einer Schleuder und zupfen Sie beides in mundgerechte Stücke.

3. Um Croutons herzustellen zupfen Sie die Petersilie und die Kerbelblätter von den Stielen und zerhacken Sie sie fein. Den Schnittlauch schneiden Sie in kleine Stücke, ebenso wie das Weißbrot. Rösten Sie die Brotwürfel in einer Pfanne mit ein wenig Butter bei mittlerer Hitze, bis sie goldbraun werden und geben Sie anschließend die Kräuter hinzu.

4. Zum Servieren müssen Sie nur noch die Vinaigrette leicht erhitzen, über den Salat gießen und diesen mit den Croutons servieren.

LOCKERES KARTOFFELBROT

Nährwerte pro Portion: 256 Kalorien, 41 g Kohlenhydrate, 6 g Fett, 6 g Eiweiß

Zutaten für 12 Portionen:

650 g Kartoffeln, mehligkochend
20 g Hefe, frisch
3 El Olivenöl
550 g Mehl
120 ml (pflanzliche) Milch
30 g weiche Butter oder Margarine

2 Eigelb Größe M, (Ei-Alternative: 1 EL gemahlene Leinsamen mit 3 EL Wasser mischen)
1 Tl Zucker
Salz

Mehl zum Bearbeiten

Zubereitung:

1. Die Kartoffeln geschält für 20-25 Minuten in kochendem Salzwasser garen. Gießen Sie die Kartoffeln ab, lassen Sie sie ausdämpfen und pressen Sie sie mit einer Kartoffelpresse zu feinem Brei. Decken Sie den Brei mit einem Küchentuch ab und lassen Sie ihn abkühlen.

2. Erhitzen Sie nun Milch und Zucker, bis sie lauwarm sind und lösen Sie die Hefe darin auf. Geben Sie dann das Mehl in eine Rührschüssel und drücken Sie eine faustgroße Mulde in die Mitte. Darein gießen Sie nun das Hefe-Milch-Gemisch, das Sie mit etwas Mehl vom Rand zu einem Brei vermischen. Decken Sie auch dies mit einem Küchentuch zu und lassen Sie

das Gemisch an einem warmen Ort für dreißig Minuten gehen.

3. Der Kartoffelbrei muss nun mit zwei Teelöffeln Salz, der Butter, sowie dem Olivenöl und dem Ei, bzw. der Ei-Alternative, zum Hefeansatz gegeben werden und mit Knethaken einer Küchenmaschine zu einem Teig verarbeitet werden. Dieser Teig muss auch wiederum abgedeckt für eine Stunde an einem warmen Ort gehen, bis sich sein Volumen verdoppelt hat.

4. Drücken Sie dann den Teig auf Ihrer bemehlten Arbeitsfläche glatt. So entweichen alle Gasbläschen. Falten Sie den Teig zwei Mal und kneten Sie ihn zu einem länglichen Brotlaib. Er sollte einen Durchmesser von etwa zehn Zentimetern bei einer Länge von etwa 60 Zentimetern haben.

5. Diesen Brotlaib halbieren Sie nun und legen die beiden Stücke mit genügend Abstand auf ein Backblech, das Sie mit Backpapier ausgelegt haben. Die geformten Brotlaibe lassen Sie erneut für eine halbe Stunde gehen.

6. Anschließend schneiden Sie die Laibe mit einem Messer alle fünf Zentimeter leicht ein und bestäuben sie mit ein wenig Mehl. Lassen Sie die Brote bei 200 Grad Ober- und Unterhitze auf der untersten Schiene für 25 - 30 Minuten braun backen und anschließend auf einem Rost abkühlen.

KARTOFFEL-BRATLINGE MIT BLATTSPINAT

Nährwerte pro Portion: 102 Kalorien, 8 g Kohlenhydrate, 6 g Fett, 2 g Eiweiß

Zutaten für 12 Portionen:

500 g Kartoffeln, festkochend
3 El Milch
1 El Rotweinessig
3 El Olivenöl
2 El Schnittlauch in Röllchen
300 g Blattspinat
50 g Granatapfelkerne
4 El Kartoffelstärke

10 g Butter oder Margarine
2 El Öl
50 g Ziegenfrischkäse (alternativ: veganer Joghurt, dann keine zusätzliche Milch)
Muskat
Zucker
Salz
Pfeffer

Zubereitung:

1. Nehmen Sie Ihren veganen Joghurt oder verrühren Sie den Ziegenfrischkäse mit der Milch, bis eine glatte Konsistenz entsteht. Würzen Sie mit Pfeffer und Salz und verquirlen Sie anschließend den Rotweinessig ebenfalls mit Salz und Pfeffer, sowie einer Prise Zucker und dem Olivenöl. Geben Sie dann den Schnittlauch und die Granatapfelkerne hinzu.

2. Blanchieren Sie den Blattspinat in kochendem, gesalzenem Wasser und schrecken Sie ihn kalt ab. Lassen Sie ihn dann in einem Sieb abtropfen, während Sie ihn ausdrücken.

3. Reiben Sie die rohen Kartoffeln mithilfe einer Küchenreibe grob und drücken Sie auch diese aus. Geben Sie dann den Spinat und die Kartoffelstärke hinzu und mischen Sie alles gut durch, bevor Sie nach Geschmack salzen und pfeffern und mit Muskat abschmecken. Erhitzen Sie die Butter/Margarine und das Öl in einer beschichteten Pfanne und geben Sie pro Bratling zwei Esslöffel Kartoffelmasse hinein, die Sie flachdrücken und für je zwei Minuten auf jeder Seite goldbraun braten.

4. Zum Servieren geben Sie die Vinaigrette über die Bratlinge.

FRUCHTIG-SOMMERLICHER KARTOFFELSALAT

Nährwerte pro Portion: 257 Kalorien, 28 g Kohlenhydrate, 13 g Fett, 4 g Eiweiß

Zutaten für 4 Portionen:

500 g vorwiegend-festkochende Kartoffeln
300 ml Gemüsebrühe
1 El Senf
Salz
1 Prise Zucker
150 g rote Zwiebeln
4 Stiele Minze

50 g Schalotten
3 El Apfelessig
4 El Olivenöl
Pfeffer
200 g rote Paprika
3 Stiele Petersilie
2 Nektarinen

Zubereitung:

1. Waschen Sie die Kartoffeln und kochen Sie sie ungeschält in Salzwasser gar. Gießen Sie das Wasser ab, lassen Sie die Kartoffeln ausdämpfen und pellen Sie sie solange die Kartoffeln noch warm sind. Schneiden Sie sie anschließend in Scheiben. Die Schalotten würfeln Sie fein.

Kochen Sie Schalotten, Senf, Essig und die Gemüsebrühe auf, gießen Sie das über die Kartoffeln und vermengen Sie sie behutsam. Damit die Kartoffeln schön saftig werden lassen Sie sie an einem warmen Ort mit einem Küchentuch bedeckt für etwa eine halbe Stunde ziehen. Bevor Sie die Kartoffeln servieren heben Sie noch das Öl unter und würzen mit Pfeffer, Salz und der Prise Zucker.

2. Waschen Sie die Paprika, vierteln und entkernen Sie sie. Legen Sie sie anschließend auf ein Backblech und schieben Sie es auf die oberste Schiene Ihres Backofens, wo Sie sie für etwa 10 Minuten grillen lassen, bis die Haut der Paprika bräunlich wird. Nehmen Sie sie dann heraus und lassen Sie sie in einer verschlossenen Dose für etwa fünf Minuten ausdämpfen, sodass Sie sie anschließend problemlos häuten können. Würfeln Sie sie dann fein. Die Nektarinen müssen halbiert, entsteint und in feine Spalten geschnitten werden. Die Petersilie und Minze ebenfalls fein hacken.

3. Heben Sie die Kräuter, sowie die Nektarinen, die Zwiebeln und die Paprika unter die Kartoffeln und lassen Sie den Salat weiter fünf Minuten ziehen.

SESAMKARTOFFELN AN FRISCHEM KRÄUTERQUARK

Nährwerte pro Portion: 176 Kalorien, 15 g Kohlenhydrate, 9 g Fett, 7 g Eiweiß

Zutaten für 4 Portionen:

400 g kleine Kartoffeln, festkochend
2 El Sesamsaat
1 gelbe Paprikaschote
100 g Magerquark oder Créme Vega
2 El Ketchup
2 El Öl
grobes Meersalz
1 Bund glatte Petersilie
100 g Vollmilchjoghurt oder veganer Joghurt
1 El Senf
Pfeffer
Salz

Zubereitung:

1. Waschen und halbieren Sie die rohen Kartoffeln. Spießen Sie jeweils vier Hälften auf einen Metall- oder Barbecue-Spieß. Legen Sie die Spieße mit der Schnittseite der Kartoffeln nach oben auf ein Backblech und bepinseln Sie sie mit Öl, bevor Sie sie die Sesamsaat und das Meersalz darüber streuen.

2. Lassen Sie die Spieße in Ihrem vorgeheizten Backofen für etwa eine halbe Stunde bei 200 Grad Ober- und Unterhitze backen.

3. Putzen und würfeln Sie die Paprikaschote, waschen Sie die Petersilie und hacken Sie die Blätter klein

4. Währenddessen können Sie schon einmal die gelbe Paprikaschote und die Petersilie gut abwaschen und in kleine Würfel schneiden.

5. Mischen Sie den Magerquark mit Vollmilchjoghurt, bzw. für eine vegane Alternative die Créme Vega mit dem veganen Joghurt und verrühren Sie die Mischung mit Ketchup, Petersilie , zwei Dritteln der Paprika und dem Senf. Würzen Sie anschließend gut mit Salz und Pfeffer, füllen Sie den Quark-Dip in eine Schale, bestreuen Sie ihn mit der restlichen Paprika und servieren Sie ihn zu den Kartoffel-Spießen.

SOMMERLICHE, ERFRISCHENDE KARTOFFELSUPPE

Nährwerte pro Portion: 270 Kalorien, 20 g Kohlenhydrate, 16 g Fett, 10 g Eiweiß

Zutaten für 4 Portionen:

600 g mehligkochende Kartoffeln
2 Stiele Majoran
1 El Crème fraîche oder Crème Vega
1 kleines Bund Schnittlauch
1 Zwiebel

2 El Öl
600 ml Gemüsebrühe
1 kleine Dose Gemüsemais

optional: 2 Matjesfilets (je 125 g)

Zubereitung:

1. Würfeln Sie die Zwiebeln in feine Stücke. Waschen Sie die Kartoffeln, schälen Sie sie und schneiden Sie sie in 1x1 Zentimeter große Würfel. Erhitzen Sie ein wenig Öl in einem Topf und dünsten Sie die Kartoffeln darin etwa eine Minute lang, bis sie glasig werden. Geben Sie dann die Kartoffeln, sowie zwei Stiele Majoran dazu und lassen Sie alles für weiter zwei Minuten dünsten. Gießen Sie die Gemüsebrühe dazu, lassen Sie alles aufkochen und für etwa zehn Minuten bei schwacher Hitze köcheln.

2. Nehmen Sie den Herd vom Topf und nehmen Sie die Majoranstiele, sowie ein paar Kartoffelwürfel aus der Suppe. Die Kartoffelstücke stellen Sie beiseite und pürieren die restliche Suppe kurz mit einem Pürierstab, bis er Ihre gewünschte Konsistenz hat. Rühren Sie die Crème fraîche/vega unter und würzen Sie nach Geschmack mit Salz und Pfeffer. Die Suppe geben Sie in eine Metallschüssel, streuen die übrigen Kartoffelwürfel dazu und lassen Sie in einer Schale mit Eiswasser kalt werden.

3. Lassen Sie den Mais abtropfen, einfach geht dies mit einem Sieb. Mischen Sie ihn unter die abgekühlte Suppe und geben Sie klein gehackten Schnittlauch darüber. Haben Sie sich für die Matjesfilets entschieden, dann schneiden Sie diese in jeweils zwei Stücke und servieren Sie diese auf der Suppe.

Mittagessen

KLASSISCHE PETERSILIE-KARTOFFELN ALS BEILAGE

Nährwerte pro Portion: 917 Kalorien, 36 g Kohlenhydrate, 84 g Fett, 6 g Eiweiß

Zutaten für eine Portion:

1-2 EL frisch gehackte Petersilie
250 g festkochende Kartoffeln

100 g Butter

Zubereitung:

1. Waschen und schälen Sie die Kartoffeln und lassen Sie sie in kochendem Salzwasser für etwa eine halbe Stunde garen. Gießen Sie dann das Wasser ab und halten Sie die Kartoffeln warm, indem Sie sie einfach zurück auf den Herd stellen und den Deckel über den Topf machen.

2. Als nächstes waschen Sie die Petersilie, schütteln Sie gut trocken und hacken Sie in feine Stücke.

3. Erhitzen Sie die Butter, gießen Sie sie über die Kartoffeln und schwenken Sie die Kartoffeln kurz darin. Geben Sie dann die Petersilie darüber und servieren Sie die leckeren Petersilienkartoffeln.

 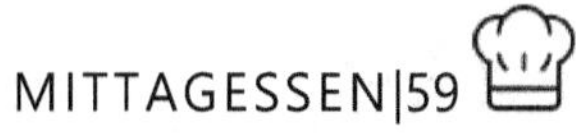

Dieses Rezept eignet sich optimal als Beilage zu allen möglichen Gerichten wie Rouladen, Gulasch, Rotkohl, einem knackigen Gemüse-Mix, oder auch Fisch! Probieren Sie Ihre Lieblings-Kombination aus! Eins ist klar: Die simplen Petersilienkartoffeln sind aus der guten deutschen Küche nicht mehr wegzudenken!

KARTOFFEL-TÖRTCHEN

Nährwerte pro Portion: 243 Kalorien, 24 g Kohlenhydrate, 13 g Fett, 7 g Eiweiß

Zutaten für 8 Portionen:

1 mittelgroße Paprika
300 g fertigen Mürbeteig (gibt es auch fertig aus der Kühltheke)
3 mittelgroße, festkochende Kartoffeln
5 getrocknete, fein gewürfelte Tomaten
100 g zerbröselten Feta
1/2 TL zerstoßende Fenchelsamen
1/2 TL frischen Rosmarin
2 mittelgroße Eier
4 entsteinte Oliven, in Scheiben geschnitten
1 EL frischen, gehackten Basilikum

Zubereitung:

1. Als erstes vierteln Sie die Paprika und entkernen sie. Rösten Sie sie im Backofen bei 200 Grad Umluft mit der Haut nach oben, bis sie braun wird und Bläschen wirft. Schrecken Sie sie anschließend in Eiswasser ab, ziehen Sie die Haut ab und schneiden Sie sie in kleine Stücke.

2. Nehmen Sie Ihren Mürbeteig, bzw. lassen Sie den tiefgekühlten Mürbeteig auftauen und rollen Sie ihn auf Ihrer Arbeitsplatte aus. Schneiden Sie daraus acht gleich große Teile, die Sie zu Bällen formen und anschließend mit einem Nudelholz zu kleinen Kreisen (Druchmesser bestenfalls 12 Zentimeter) verarbeiten. Verteilen Sie die Teigkreise in einer

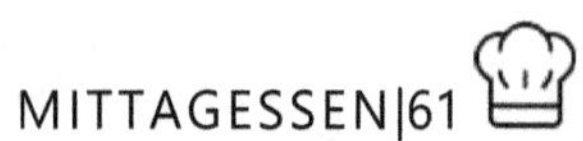

Muffin-Backform. Ist Ihre Muffin-Backform nicht beschichtet, streichen Sie diese zunächst mit Butter oder Margarine aus, drücken Sie die Teigkreise dann in die Förmchen, sodass Sie die Muffin-Form annehmen.

3. Heizen Sie Ihren Ofen auf 175 Grad Umluft vor und kochen Sie, solange der Ofen vorheizte, die gewaschenen Kartoffeln in Salzwasser, bis sie gar sind. Lassen Sie sie dann abkühlen, pellen Sie und schneiden Sie etwa ein Zentimeter dicke Scheiben daraus.

4. Legen Sie nun jeweils eine Scheibe der Kartoffeln in ein mit Teig ausgelegtes Muffinförmchen. Mischen Sie die geschnittene Paprika mit den getrockneten Tomaten und dem Feta und geben Sie jeweils einen Löffel davon ebenfalls in jedes Förmchen. Anschließend bedecken Sie jedes Förmchen mit einer weiteren Kartoffelscheibe.

4. Verquirlen Sie die Eier und geben Sie den Rosmarin und die Fenchelsamen dazu. Verteilen Sie das Ei-Gemisch gerecht auf die Förmchen, geben Sie dann den Rest der Feta-Mischung und die Olivenscheiben dazu.

5. Lassen Sie die Törtchen nun für etwa eine halbe Stunde im vorgeheizten Ofen backen. Sobald die Ränder der Törtchen braun und knusprig geworden sind nehmen Sie sie heraus und lassen Sie für weitere fünf Minuten ruhen. Anschließend sind sie servierbereit!

Zu den Kartoffel-Törtchen eignet sich ausgezeichnet ein kleiner Beilagensalat. Eine ausgewogene und leichte Mahlzeit, die sich gerade für den Sommer bestens eignet, da Sie leicht im Magen liegt!

WÜRZIGE BACKKARTOFFEL

Nährwerte: 277 Kalorien, 18 g Kohlenhydrate, 20 g Fett, 9 g Eiweiß

Zutaten für 4 Portionen:

4 mittelgroße, vorwiegend festkochende Kartoffeln
60 g Cheddar oder veganen Streukäse
4 Stangen Frühlingszwiebeln (gehackt)
1 TL gemahlenen Pfeffer
2 EL Olivenöl

200 ml Milch oder Sojamilch
2 EL Butter
50 g Sour Cream oder Créme Vega
Salz

optional: Bacon und Jalapeñostücke

Zubereitung:

1. Lassen Sie den Backofen auf 200 Grad vorheizen. Die rohen Kartoffeln waschen Sie gründlich ab und pinseln Sie anschließend mit Öl ein. Schieben Sie die Kartoffeln für 35 bis 40 Minuten in den Ofen.

2. Entnehmen Sie die Kartoffeln und lassen Sie sie abkühlen. Halbieren Sie diese dann der Länge nach und löffeln Sie das Fleisch der Kartoffel sachte heraus, bis Sie eine etwa 0,5 cm dicke Hülle behalten. Das Kartoffelinnere geben Sie in eine Schüssel, in die Sie ebenfalls die Zwiebeln, die Milch, den

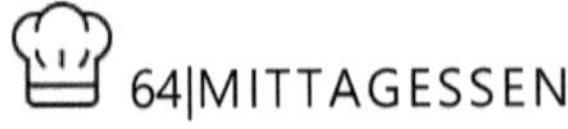

Käse und die Butter geben. Vermengen Sie alles gut und würzen Sie mit Salz und Pfeffer.

3. Die fertige Kartoffel-Creme füllen Sie mit einem Löffel in die übrig gebliebenen Hüllen. Streuen Sie ein wenig Käse rüber und lassen Sie das Ganze etwa fünf Minuten im Ofen kross werden.

4. Den gemahlenen Pfeffer mischen Sie mit der Sour Cream, oder mit der Créme Vega und geben Sie sie über die gefüllten Kartoffeln. Wenn Sie mögen können Sie nun noch etwas Bacon oder Jalapeñostücke darüber streuen.

GNOCCHIS MIT SALBEIBUTTER UND PARMESAN

Nährwerte pro Portion: 312 Kalorien, 50 g Kohlenhydrate, 8 g Fett, 10 g Eiweiß

Zutaten für 12 Portionen:

2 kg mehligkochende Kartoffeln
2 EL Speisestärke
5 Eigelb
1 TL Meersalz
8 Blätter Salbei

400 g Mehl
100 g frisch geriebenen Parmesan
3 EL Olivenöl
2 EL Butter

Zubereitung:

1. Garen Sie die Kartoffeln mit Schale. Schrecken Sie sie anschließend gut ab, pellen Sie sie und lassen Sie sie ausdampfen. Zerdrücken Sie sie gut und vermengen Sie den Kartoffelbrei mit dem Mehl, der Stärke, dem Parmesan und dem Eigelb zu einem Kartoffelteig, den Sie dann noch mit Salz abschmecken. Formen Sie längliche Schlangen, zerschneiden Sie diese in 2 cm große Stücke und rollen Sie mit einer Gabel darüber, sodass die typische Gnocchi-Form entsteht.

2. Bringen Sie anschließend reichlich Wasser zum Kochen. Würzen Sie das Wasser leicht und geben Sie portionsweise die Gnocchis hinein. Sobald die Gnocchis an die Oberfläche treiben sind sie fertig gegart.

3. Die Gnocchis an der Oberfläche können Sie mit einer Schaumkelle einfach herausnehmen. Schrecken Sie sie mit kaltem Wasser ab.

4. Geben Sie die Gnocchis zusammen mit der Butter und den Salbeiblättern in eine Pfanne. Braten Sie sie leicht an, schon sind die selbstgemachten Gnocchis fertig!

KARTOFFEL-GRATIN MIT SPITZKOHL

Nährwerte pro Portion: 601 Kalorien, 64 g Kohlenhydrate, 26 g Fett, 27 g Eiweiß

Zutaten für 2 Portionen:

500 g Kartoffeln
1 mittelgroße rote Zwiebel
2 Stangen Frühlings-
zwiebeln
2 TL Margarine
2 mittelgroße Karotten
200 g Spitzkohl
240 ml Gemüsebrühe

250 ml (pflanzliche) Milch
2 EL gehackte Petersilie
80 g geriebenen Bergkäse
2 EL Semmelbrösel
1 TL Öl, um die Form einzu-
fetten
Salz
Pfeffer

Zubereitung:

1. Hacken Sie die Zwiebeln in feine Stücke. Die Frühlingszwiebeln, sowie den Spitzkohl und die Möhren schneiden Sie
in feine Scheiben.

2. Die Kartoffeln müssen Sie für etwa 10 Minuten vorkochen,
anschließend pellen und in etwa 1 Zentimeter dicke Scheiben schneiden.

3. Dünsten Sie die roten Zwiebeln und die Frühlingszwiebeln in der Margarine an, geben Sie die zuvor geschnittenen Karotten und den Kohl dazu und löschen Sie das Ganze mit Brühe ab. Lassen Sie es für fünf Minuten garen, gießen Sie dann den Sud in eine separate Schüssel.

4. Ölen Sie die Gratinform leicht und geben Sie dann die Kartoffeln und das Gemüse hinein. Salzen und pfeffern Sie gut.

5. Erhitzen Sie den Gemüsesud mit der Milch, geben Sie die Kräuter dazu, lassen Sie es kurz aufkochen und gießen Sie es dann über das Gemüse. Den Käse vermengen Sie mit den Bröseln und streuen auch diese Mischung über das Gemüse.

6. Der Auflauf muss nun für etwa 15 Minuten bei 180 Grad Umluft gebacken werden.

KARTOFFEL-KÜRBIS-PÜREE

Nährwerte pro Portion: 252 Kalorien, 35 g Kohlenhydrate, 8 g Fett, 8 g Eiweiß

Zutaten für 8 Portionen:

2 mittelgroße Kürbisse (im besten Fall Hokkaido-Kürbisse)
12 mittelgroße, mehligkochende Kartoffeln
2 mittelgroße Zwiebeln
2 Zehen Knoblauch

2 EL Butter oder Margarine
2 EL Olivenöl 2 TL Gemüsebrühe
400 ml (pflanzliche) Milch
1 Prise Muskat
Salz
Pfeffer

Zubereitung:

1. Schälen Sie die Kartoffeln und schneiden Sie sie in Würfel. Schneiden Sie die Kürbisse ebenfalls in Würfel. Haben Sie Hokkaido Kürbisse, so müssen Sie diese vorher nicht schälen. Geben Sie Kürbis- und Kartoffelwürfel in einen Topf mit genügend Wasser, sodass alles bedeckt ist. Salzen Sie gut und geben Sie die körnige Brühe dazu. Lassen Sie alles für zwanzig Minuten köcheln, bis die Kartoffel- und Kürbiswürfel ausreichend weich sind. Gießen Sie das restliche Wasser ab.

2. Dünsten Sie die Zwiebeln gemeinsam mit dem Knoblauch in der Butter/Margarine und dem Öl glasig, geben Sie Milch, sowie Salz, Pfeffer und Muskat dazu.

3. Das Zwiebel-Gemisch geben Sie nun zum Gemüse-Mix und zerstampfen und vermischen Sie alles gut, bis Sie Ihre präferierte Konsistenz erhalten.

ROSMARIN-KARTOFFEL-GRATIN

Nährwerte pro Portion: 523 Kalorien, 32 g Kohlenhydrate, 39 g Fett, 11 g Eiweiß

Zutaten für 4 Portionen:

800 g festkochende Kartoffeln
2 TL Rosmarin
50 g Butter/Margarine
150 g Crème fraîche/ Crème vega
150 ml Sahne/ Soja-Sahne
2 Eigelb oder
ein Ei-Ersatz aus 1 EL gemahlene Leinsamen mit 3 EL Wasser gemischt

2 Zehen Knoblauch
60 g Parmesan/ veganen Streukäse
Prise Muskat
Salz
Pfeffer

Zubereitung:

1. Schälen Sie die Kartoffeln und schneiden Sie sie anschließend in dünne Scheiben. Bringen Sie Salzwasser zum Kochen und lassen Sie die Kartoffelscheiben etwa eine Minute darin vorkochen. Gießen Sie sie anschließend in einem großen Sieb ab und schrecken Sie die Kartoffeln mit kaltem Wasser ab.

2. Zupfen Sie die Rosmarinnadeln ab und hacken Sie sie klein.
Heizen Sie den Ofen währenddessen schon auf 180 Grad auf.

3. Streichen Sie eine Auflaufform mit 10 Gramm Butter oder
Margarine aus und schichten Sie die Kartoffelscheiben darin.

4. Um die Sauce herzustellen nehmen Sie die (Soja-) Sahne
und mischen Sie mit der Crème fraîche/ vega. Trennen Sie
die Eier, bzw. nehmen Sie den Ei-Ersatz und mischen Sie ihn
mit 15 Gramm des Parmesans bzw. dem veganen Streukäse.
Würzen Sie mit Pfeffer, Salz, Muskat und Rosmarin und schälen und pressen Sie den Knoblauch hinein. Verrühren Sie alles gut miteinander und verteilen Sie es gleichmäßig über
den Kartoffeln. Geben Sie den restlichen Käse und den Rest
der Butter/Margarine in Flöckchen darüber.

5. Lassen Sie Ihren Auflauf auf der mittleren Schiene für 45
Minuten backen, bis der Käse schön knackig braun wird.

KARTOFFEL-AUFLAUF MIT SPARGEL

Nährwerte pro Portion: 345 Kalorien, 38 g Kohlenhydrate, 22 g Fett, 22 g Eiweiß

Zutaten für 4 Portionen:

2 TL Olivenöl
2 mittelgroße) Zwiebeln
600 g Spargel
500 g festkochende Kartoffeln, geschält und gewürfelt
100 g (veganen) Streukäse
2 EL Mehl

2 mittelgroße Eier oder Ei-Ersatz aus 1 EL gemahlene Leinsamen mit 3 EL Wasser gemischt
4 Eiweiß oder 200 ml Aquafaba
700 ml (pflanzliche) Milch
Salz
Pfeffer

Zubereitung:

1. Erhitzen Sie Öl in einer Pfanne und lassen Sie die Zwiebeln darin glasig dünsten.

2. Kochen Sie den Spargel für nur eine Minute und lassen Sie ihn anschließend mithilfe eines Siebes abtropfen.

3. Schneiden Sie die Kartoffeln in Scheiben und geben Sie sie gemeinsam mit den Zwiebeln, dem Käse und dem Spargel in eine Auflaufform. Verteilen Sie das Mehl darüber und rühren Sie gut durch.

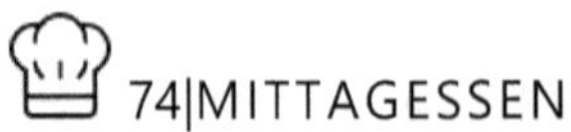

4. Verquirlen Sie die Eier, bzw. das Aquafaba mit dem Lein-
samen-Mix, geben Sie Milch, Salz und Pfeffer dazu und gießen Sie es ebenfalls in die Form.

5. Lassen Sie den Auflauf für 45 Minuten im Ofen backen, bis
der Käse goldbraun ist.

KARTOFFEL-PUFFER MIT KÜRBIS

Nährwerte pro Portion: 156 Kalorien, 23 g Kohlenhydrate, 5 g Fett, 5 g Eiweiß

Zutaten für 10 Portionen:

800 g Hokkaido Kürbis
700 g festkochende Kartoffeln
2 mittelgroße Zwiebeln
2 mittelgroße Eier oder Ei- Alternative aus 1 EL gemahlene Leinsamen mit 3 EL Wasser

2 EL Kürbiskerne
6 EL Speisestärke
2 TL Öl
Prise Muskat
Prise Cayennepfeffer
Prise Salz

Zubereitung:

1. Raspeln Sie das Kürbisfleisch mit einer Gemüsereibe grob.

2. Schälen Sie die Kartoffeln und raspeln Sie sie ebenfalls. Die Zwiebeln müssen gehäutet und fein gehackt werden. Vermengen Sie beides mit den Kürbisstücken. Heben Sie auch die Kürbiskerne unter.

3. Geben Sie das Ei, oder Ihre Ei-Alternative dazu und verteilen Sie die Stärke darüber. Würzen Sie mit Salz, Cayenne und Muskat und vermischen Sie alles gut mit den Händen. Lassen Sie alles kurz ruhen, damit die Gewürze gut einziehen.

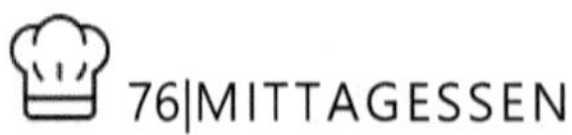

4. Erhitzen Sie das Öl in einer Pfanne und geben Sie löffelweise das Kartoffel-Kürbis-Gemisch in kleinen Häufchen in
das Fett. Braten Sie sie von beiden Seiten knusprig an.

5. Sind die Puffer schön kross, dann legen Sie sie in ein Küchentuch, damit das überschüssige Fett aufgesaugt wird.

6. Servieren können Sie die Puffer gut mit Preiselbeeren oder
einem leckeren, selbstgemachten Kräuterquark.

OMA'S KARTOFFELBREI

Nährwerte pro Portion: 249 Kalorien, 9 g Fett, 6 g Eiweiß, 36 g Kohlenhydrate

Zutaten für 3 Portionen:

500 g mehligkochende Kartoffeln
1 TL Salz
1 Schuss (pflanzliche) Milch

1,5 EL Butter
Prise Muskat

Zubereitung:

1. Schälen Sie die Kartoffeln, schneiden Sie sie in Würfel und geben Sie sie gemeinsam mit dem Salz in einen Topf mit Wasser, sodass Sie komplett bedeckt sind.

2. Lassen Sie es aufkochen und für etwa zwanzig Minuten köcheln.

3. Danach nehmen Sie den Topf vom Herd, gießen das übrige Wasser ab und geben zu den Kartoffeln etwas Milch, die Butter oder Margarine und die Muskatnuss.

4. Zerdrücken und vermengen Sie alles mit einem Kartoffelstampfer, rühren Sie gut um und lassen Sie sich Ihr Kartoffelpüree schmecken!

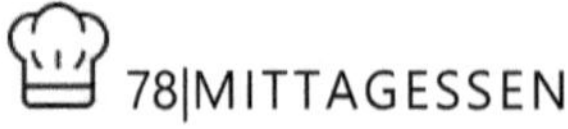

HAFERFLOCKEN-KARTOFFEL-PUFFER

Nährwerte pro Portion: 224 g Kalorien, 30 g Kohlenhydrate, 7 g Eiweiß, 8 g Fett,

Zutaten für 8 Portionen:

1,5 kg festkochende Kartoffeln
2 mittelgroße Zwiebeln
2 mittelgroße) Eier oder Ei-Alternative: 1 EL gemahlene Leinsamen mit 3 EL Wasser

2 EL zarte Haferflocken
4 EL Rapsöl
Salz
Pfeffer

Zubereitung:

1. Schälen Sie die Zwiebeln und die Kartoffeln und reiben Sie sie mit einer Gemüsereibe in eine Schüssel. Geben Sie die Masse in ein sauberes Küchentuch und drücken Sie die Flüssigkeit gut raus. Fangen Sie sie in einer Schüssel auf.

2. Die Flüssigkeit der Kartoffeln in einem Topf aufkochen und die geriebenen Kartoffeln untermischen.

3. Mischen Sie das Ei oder die Ei-Alternative mit den Haferflocken unter den Kartoffelteig und würzen Sie mit Pfeffer und Salz. Geben Sie den Teig löffelweise in eine Pfanne und backen Sie die Puffer von beiden Seiten schön braun.

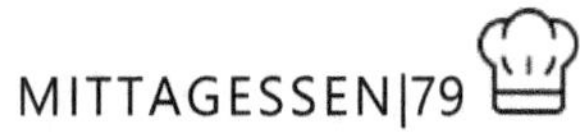

BROKKOLI-KARTOFFEL-AUFLAUF

Nährwerte pro Portion: 176 Kalorien, 18 g Kohlenhydrate, 5,5 g Fett, 12,4 g Protein

Zutaten für 8 Portionen:

400 g Brokkoli
600 g vorwiegend festkochende Kartoffeln
400 g (pflanzlichen) Joghurt
100 g geriebenen Käse, ggf. vegan

140 Gramm Frischkäse mit Kräutern, oder Créme Vega mit Kräutern
2 rote Zwiebeln
1 TL Salz

Zubereitung:

1. Waschen Sie den Brokkoli und teilen Sie ihn in Röschen. Schälen Sie die Kartoffeln und schneiden Sie daraus etwa 1 cm dicke Scheiben. Halbieren Sie diese noch einmal, sodass Sie mundgerechte Stücke haben. Schneiden Sie die Zwiebeln in Streifen.

2. Heizen Sie den Backofen auf 200 Grad Umluft vor. Kochen Sie die Kartoffeln in siedendem Salzwasser für etwa 7 Minuten, bis sie gar sind.

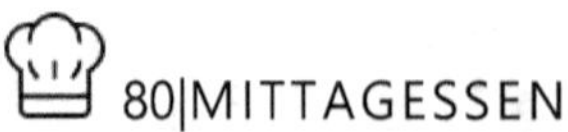

3. Sind die Kartoffeln gar, so entnehmen Sie sie und geben den Brokkoli in das Wasser. Kochen Sie auch diesen für etwa 7 Minuten gar, lassen Sie ihn dann abtropfen und spülen Sie ihn mit kaltem Wasser gut ab.

4. Verrühren Sie den Joghurt mit dem Frischkäse bzw. der Créme Vega in einer Schüssel.

5. Bepinseln Sie eine Auflaufform mit Öl, geben Sie dann schichtweise Kartoffeln, Brokkoli und Zwiebeln hinein. Zum Schluss verteilen Sie die Joghurt-Kräuter-Sauce gleichmäßig darauf und bedecken Sie den Auflauf mit dem Käse.

6. Der Auflauf muss nun für etwa zwanzig Minuten auf der mittleren Schiene gebacken werden, bis der Käse goldbraun ist.

KARTOFFELBREI MIT RAHMSPINAT UND VEGANEM SPIEGELEI

Nährwerte pro Portion: 220,3 Kalorien, 20,1 g Kohlenhydrate, 12,5 g Fett, 7 g Eiweiß

Zutaten für 4 Portionen:

<u>Kartoffelbrei</u>
400 g mehligkochende Kartoffeln
2,5 EL pflanzliche Butter
25 ml pflanzliche Milch
0.25 TL Muskat
Salz
Pfeffer

<u>Rahmspinat</u>
0,5 EL pflanzliche Butter
0,5 Zwiebel
150 g frischer Babyspinat
50 ml pflanzliche Sahne
Salz
Pfeffer

<u>4 vegane Spiegeleier</u>

<u>Eiweiß</u>
100 g Seidentofu
1-2 EL Kichererbsenmehl
50 g vegane Sahne
0,5 TL (3,5 g) Stärke
0,5 TL Kala Namak

<u>Eigelb</u>
1-2 EL (40-50g) vom Ei-weißmix
0,5 TL Kurkuma
0,5 TL (2,5 g) Kichererb-senmehl

Zubereitung:

<u>Für den Kartoffelbrei:</u>

1. Bringen Sie Salzwasser zum Kochen. Schälen Sie die Kartoffeln und schneiden Sie sie in Würfel. Geben Sie sie in den Topf und garen Sie sie für 10-15 Minuten. Gießen Sie dann das Wasser ab.

2. Zerstampfen Sie die Kartoffeln mit einem Kartoffelstampfer und geben Sie pflanzliche Milch und Butter hinzu. Würzen Sie mit Muskat, Salz und Pfeffer.

<u>Für den Rahmspinat:</u>

1. Waschen Sie den Spinat, schälen Sie die Zwiebeln und hacken Sie sie fein.

2. Erhitzen Sie in einem Topf die Butter und braten Sie die Zwiebeln darin kurz an. Geben Sie den Spinat hinzu, schließen Sie den Deckel, solange bis Sie sehen können, dass der Spinat zusammengefallen ist. Füllen Sie dann die Sahne hinzu und schmecken Sie mit Salz und Pfeffer ab.

<u>Für die veganen Spiegeleier:</u>

1. Geben Sie alle Zutaten für das Eiweiß in ein hohes Gefäß und pürieren Sie gut.

2. Geben Sie dann 1-2 EL des Eiweiß in eine andere Schüssel und mischen Sie diese mit den anderen Zutaten für das Eigelb.

3. Erhitzen Sie eine Pfanne auf mittlerer Stufe, geben Sie etwas Öl hinzu und verteilen Sie darin etwa zwei Esslöffel des Eiweiß. Warten Sie einen Augenblick und geben Sie dann einen Teelöffel des Eigelbs darauf. Lassen Sie das fertige "Ei" für etwa fünf Minuten braten.

KARTOFFELKLÖßE MIT GULASCH UND ROTKOHL – IN VEGAN

Nährwerte pro Portion: 782,2 Kalorien, 113,1 g Kohlenhydrate, 27,5 g Fett, 18,9 g Eiweiß

Zutaten für 2 Portionen:

Für die Klöße
400 g festkochende Kartoffeln
50 g Kartoffelstärke
25 g Mehl
25 g weiche vegane Butter
1 Scheiben Weißbrot
Salz
Muskat
Pfeffer

Für das Gulasch
25 g getrocknete Steinpilze
(mind. 30 Min. eingeweicht
im heißen Wasser)
350 ml heißes Wasser
2 Möhren
125 g frische Champignons
50 g frischer Thymian
125 ml veganer Rotwein

1 Zwiebeln
1 Knoblauchzehen
3 EL Tomatenmark
1,5 EL Senf
1 EL Sojasauce
150 ml Gemüsebrühe
Pfeffer
Salz
Pflanzenöl zum Braten

Für das Rotkraut
0,5 Zwiebel
0,5 Apfel
0,5 Glas Rotkraut
Salz
Pflanzenöl zum Braten
Pfeffer

Zubereitung:

1. Lassen Sie die getrockneten Steinpilze in heißem Wasser für eine halbe Stunde einweichen. Die frischen Pilze und die Möhren können Sie währenddessen schon waschen und in kleine Scheiben schneiden. Die Zwiebel, sowie der Knoblauch müssen geschält und fein gewürfelt werden. Zupfen Sie die Thymianblätter von den Stielen und hacken Sie sie.

2. Sind die Steinpilze weich, können Sie sie aus der Brühe nehmen und die Brühe beiseite stellen. Diese wird später weiter verwendet.

3. Schneiden Sie die Weißbrote in Würfel und braten Sie sie mit der veganen Butter knusprig an. Alternativ können Sie sie mit etwas Öl beträufeln und bei 180 Grad Umluft knusprig backen lassen.

4. Geben Sie die Kartoffeln mit Schale in einen Topf. Füllen Sie den Topf mit kaltem Wasser auf und salzen Sie gut. Lassen Sie das Wasser aufkochen und anschließend bei mittlerer Hitze für etwa zwanzig Minuten kochen lassen, bis die Kartoffeln gar sind. Gießen Sie dann das Wasser ab und lassen Sie die Kartoffeln ausdampfen.

5. Erhitzen Sie Olivenöl in einem Topf und braten Sie die Zwiebeln darin an, bis sie glasig sind. Geben Sie den Thymian, den Knoblauch, die getrockneten und die frischen Pilze, sowie die Möhrenstücke hinein und braten Sie alles für 10 Minuten an.

6. Geben Sie Sojasauce, Senf und Tomatenmark zu dem Gemüse und lassen Sie es für weitere drei Minuten braten. Dann löschen Sie mit Rotwein ab und lassen den Wein für etwa fünf Minuten einkochen. Geben Sie dann auch die Pilzbrühe und die Gemüsebrühe hinzu und würzen Sie gut mit Pfeffer und Salz. Lassen Sie alles aufkochen und anschließend auf mittlerer Hitze köcheln, bis Sie die Klöße fertig zubereitet haben.

7. Die abgekühlten Kartoffeln schälen Sie und zerdrücken Sie sie mit einem Kartoffelstampfer grob, aber so, dass keine großen Stückchen mehr da sind. Geben Sie die Kartoffelstärke, die weiche Butter und das Mehl, sowie ein wenig Salz und Pfeffer hinzu und verkneten Sie die Zutaten zu einem Teig.

8. Der Teig muss in acht gleich große Teile geteilt werden. Jede Portion wird dann zunächst in die Handfläche gelegt um ein paar der Croutons darauf zu platzieren. Erst dann wird der Teig zu einer gleichmäßigen Kugel geformt.

9. Lassen Sie Salzwasser sieden und legen Sie die Klöße vorsichtig hinein. Nach etwa zwanzig Minuten sollten die Klöße fertig sein und an der Oberfläche schwimmen. Um abzusichern, dass die Klöße gar sind, können Sie ein kleines Stück abtrennen und probieren.

10. Zur Zubereitung des Rotkohls hacken Sie die Zwiebeln fein und schneiden den Apfel in kleine Stücke. Erhitzen Sie etwas Pflanzenöl in einem Topf und geben Sie Apfel- und Zwiebelstückchen hinein. Braten Sie beides leicht an, geben Sie dann den Rotkohl dazu. Würzen Sie mit Salz und Pfeffer, geben Sie noch ein wenige Wasser dazu und lassen Sie den Rotkohl mit geschlossenem Deckel köcheln, bis alles servierbereit ist.

VEGANES BAUERNOMELETTE

Nährwerte pro Portion (vegan + Topping): 622 Kalorien,
64 g Kohlenhydrate, 23 g Fett, 39,1 g Eiweiß,

Zutaten für eine Portion:

Für den veganen Teig:
150 g abgetropfter Seidentofu
1 TL Backpulver
0,5 TL Salz
0,25 TL Knoblauchpulver
0,25 TL Paprikapulver
2 TL Öl
45 g Kichererbsenmehl
2 EL Hefeflocken
100 ml pflanzliche Milch

optional: 0,25 TL Kala Namak für den Ei-Geschmack

optional: 0,25 TL Kurkuma
für die Farbe

für die vegetarische Alternative zum Teig:
4 Eier
4 EL Milch
0,5 TL Salz
Prise Pfeffer
0,5 TL Paprikapulver
0,5 TL Muskatnuss-Pulver

Toppings:
200 g Kartoffeln
(welche vom Vortag eignen
sich gut für dieses Rezept)
1 Zwiebel
0,5 Bund Schnittlauch

Zubereitung:

1. veganer Teig: Mixen Sie den Teig, indem Sie den Tofu gut abtropfen lassen und mit allen Zutaten, außer den Kartoffeln und dem Öl, in ein hohes Gefäß geben. Pürieren Sie alles mit einem Pürierstab zu einer glatten, cremigen Masse und lassen Sie den Teig dann für 3-5 Minuten ruhen.

2. vegetarisch: Schlagen Sie die Eier in einem Rührbecher auf und verquirlen Sie sie mit der Milch. Würzen Sie mit Salz, Pfeffer, Muskatnuss-Pulver und Paprikapulver.

3. Schneiden Sie die Kartoffeln und die Zwiebeln in kleine Stücke. Waschen Sie den Schnittlauch gründlich, schütteln Sie ihn trocken und schneiden Sie ihn in kleine Röllchen.

4. Erhitzen Sie Öl in einer Pfanne. Lassen Sie die Zwiebeln darin glasig dünsten und geben Sie anschließend die Kartoffelscheiben dazu. Lassen Sie sie von beiden Seiten für etwa fünf Minuten goldbraun werden.

5. Geben Sie anschließend Ihre Eiermischung, oder den veganen Teig darüber. Lassen Sie das Omelette zugedeckt, bei niedriger Hitze, für 7- 10 Minuten stocken, bis es in der Mitte nicht mehr weich ist.

Abendessen

KNACKIG-KROSSE POMMES FRITES

Nährwerte pro Portion: 273 Kalorien, 29 g Kohlenhydrate, 16 g Fett, 4 g Eiweiß

Zutaten für 2 Portionen:

5 mittelgroße, mehlig kochende oder vorwiegend festkochende Kartoffeln
Meersalz

2 EL Sonnenblumenöl
optional: Ihre Lieblingsgewürze

Zubereitung:

1. Schälen Sie die Kartoffeln und schneiden Sie sie in einen Zentimeter dicke Stäbchen. Waschen Sie sie anschließend kalt und lassen Sie sie gut abtropfen.

2. Erhitzen Sie das Fett in einer Fritteuse oder tiefen Pfanne bis es brutzelt und frittieren Sie die Pommes darin für fünf bis maximal acht Minuten.

3. Geben Sie die fertig frittierten Pommes auf ein Küchentuch, sodass das überschüssige Fett ablaufen kann. Geben Sie die Pommes dann ein zweites Mal in das Öl und lassen Sie sie diesmal für zwei bis drei Minuten frittieren. Anschließend sind sie knackig und schön braun.

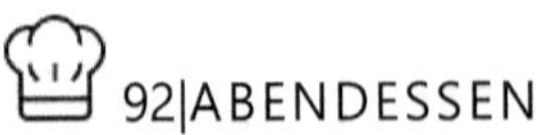

4. Zum Schluss müssen Sie die Pommes nur noch nach Belieben würzen. Neben dem Meersalz eignet sich dafür auch gut Rosmarin, Currypulver, Paprikapulver oder Thymian.

ROSMARIN OFENKARTOFFELN

Nährwerte pro Portion: 325 Kalorien, 38 g Kohlenhydrate, 13 g Fett, 9 g Eiweiß

Zutaten für 2 Portionen:

0,5 kg mehligkochende Kartoffeln
1,5 EL Olivenöl
0,5 EL Rosmarin in Pulverform

100 g Kräuterquark (oder veganen Skyr mit italienischen Kräutern mischen)
frisch gemahlenes Meersalz

Zubereitung:

1. Bestreichen Sie ein Backblech oder eine Auflaufform mit Olivenöl. Schälen und achteln Sie die Kartoffeln, haben Sie sehr kleine Kartoffeln kann es auch schon reichen diese nur zu halbieren, je nachdem wie es Ihnen angenehm ist.

3. Verteilen Sie die Kartoffeln auf dem Blech, oder geben Sie sie in die Auflaufform und bestreuen Sie sie mit Salz und Rosmarin. Für einen besonders intensiven Geschmack können Sie auch noch ein paar Zweige frischen Rosmarin zwischen die Kartoffeln legen.

4. Lassen Sie Ihre Kartoffeln nun im vorgeheizten Ofen bei 200 Grad Umluft für etwa eine halbe Stunde backen.

5. Die fertigen Kartoffeln servieren Sie ganz einfach mit dem Kräuterquark oder der Kräuterquark-Alternative.

HERBSTLICHE KÜRBIS-KARTOFFEL-SUPPE

Nährwerte pro Portion: 77 Kalorien, 29 g Kohlenhydrate, 15 g Fett, 7 g Eiweiß

Zutaten für 2 Portionen:

500 g Kürbis	Prise Cayennepfeffer
1 mittelgroße Zwiebel	50 ml (Soja-)Sahne
2 mittelgroße Kartoffeln	1 EL Petersilie
1 mittelgroße(s) Karotte(n)	Salz
15 g Butter/Margarine	Pfeffer
600 ml Wasser	Prise Muskat

Zubereitung:

1. Teilen Sie die Kürbisse, entfernen Sie die Kerne daraus und raspeln Sie das Kürbisfleisch grob.

2. Schälen Sie die Karotten, die Kartoffeln und die Zwiebeln und würfeln Sie sie. Die Zwiebeln braten Sie in Butter oder Margarine glasig und geben anschließend das restliche Gemüse dazu und lassen es mit anbraten.

3. Geben Sie das Wasser dazu und lassen Sie alles gemeinsam für zwanzig Minuten garen. Pürieren Sie anschließend alles mit einem Pürierstab und schmecken Sie mit den Gewürzen ab. Rühren Sie dann die (pflanzliche) Sahne unter und streuen Sie die Kräuter darüber.

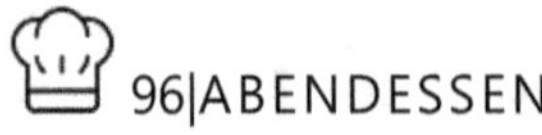

4. Wenn Sie mögen, können Sie sich in einer fettfreien Pfanne ein paar Kürbiskerne rösten, oder selbstgemachte Croutons aus altem Brot darüber geben. Passt beides geschmacklich optimal dazu und schafft ein perfektes Abendessen!

BRATKARTOFFEL-SALAT

Nährwerte pro Portion: 390,5 Kalorien, 35,6 g Kohlenhydrate, 6,6 g Eiweiß, 25,1 g Fett

Zutaten für 2 Portionen:

400 g Kartoffeln (welche vom Vortag eignen sich hierfür gut)
1 EL Butter oder Margarine
3 Frühlingszwiebeln
100 ml Gemüsebrühe
4 EL Rapsöl
2 EL weißer Balsamico Essig
1 EL Senf
0,5 Bund Radieschen mit Grün
Salz
Pfeffer

Zubereitung:

1. Nehmen Sie die gekochten Kartoffeln vom Vortag und schneiden Sie sie in Scheiben. Erhitzen Sie die Butter oder Margarine in einer Pfanne und geben Sie die Kartoffelscheiben dazu. Würzen Sie mit Pfeffer und Salz, braten Sie die Kartoffeln bis sie goldbraun sind.

2. Waschen Sie die Frühlingszwiebeln und schneiden Sie sie in dünne Ringe. Erhitzen Sie die Gemüsebrühe in einem kleinen Topf. Verrühren Sie Senf, Essig und Öl, pfeffern und würzen Sie. Nehmen Sie die Bratkartoffeln vom Herd und mischen Sie sie mit den Frühlingszwiebeln. Übergießen Sie die Kartoffeln mit der Gemüsebrühe und geben Sie die Vinaigrette dazu. Mischen Sie vorsichtig.

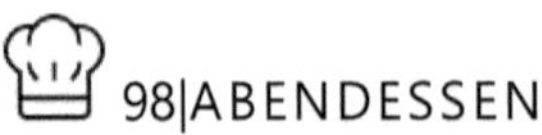

3. Drehen Sie von den Radieschen die Blätter ab, waschen und trocknen Sie sie. Schneiden Sie die Blätter in Streifen. Die Radieschen müssen ebenfalls gewaschen werden und in feine Scheiben geschnitten werden. Sowohl Radieschenblätter als auch Radieschen müssen jetzt mit dem Salat vermengt werden. Lassen Sie den Salat für 30 Minuten zugedeckt ziehen und genießen Sie ihn noch warm!

KARTOFFEL-SCONES

Nährwerte pro Stück (ohne Speck): 134,8 Kalorien,
13 g Kohlenhydrate, 8,9 g Fett, 3,5 g Eiweiß

Zutaten für 20 Portionen:

100 g (veganer) Käse
300 g Mehl
4 TL Backpulver
1 TL Salz
250 g Kartoffelpüree
(vom Vortag gut geeignet)
2 TL getrockneter Oregano

100 g Butter oder
Margarine
4 EL (pflanzliche) Milch
1 Eigelb oder 1 EL Öl zum
Bestreichen

optional: 100 g Frühstücks-
speck

Zubereitung:

1. Entscheiden Sie sich für eine nicht-vegetarische Variante mit Speck, dann braten Sie zunächst den gewürfelten Speck in einer Pfanne ohne Fett knusprig. Lassen Sie den Speck dann auf einem Küchentuch austropfen.

2. Reiben Sie den Käse, bzw. schneiden Sie ihn in feine Stücke. Sieben Sie das Mehl in eine Schüssel und mischen Sie es mit Backpulver und Salz. Geben Sie ggf. Speck, Käse und Kartoffelpüree dazu und vermengen Sie die Zutaten gut miteinander. Kneten Sie die Butter oder Margarine in kleinen Stücken unter, bis der Teig bröselig wird. Geben Sie dann soviel Milch dazu, dass der Teig elastisch wird.

3. Rollen Sie den Teig auf einer bemehlten Fläche etwa 1,5 cm dick aus und stechen Sie mit einem Glas Kreise daraus. Die Kreise sollen etwa einen Durchmesser von 6 cm haben. Verkneten Sie die Teigreste und stechen Sie weiter aus, bis Sie etwa 20 Kreise haben.

4. Heizen Sie den Backofen auf 200 Grad Umluft vor. Legen Sie die Scones auf ein eingefettetes, oder mit Backpapier belegtes Backblech und bestreichen Sie sie entweder mit etwas Öl, oder einem verquirlten Eigelb. Backen Sie sie etwa 15 Minuten, bis Sie gut aufgegangen sind.

Besonders lecker schmecken die Scones mit einem Kräuterdip oder ein wenig Frischkäse!

KARTOFFEL-TÖRTCHEN MIT ERBSEN

Nährwerte pro Portion (ohne Schinken): 120,6 Kalorien, 5,7 g Eiweiß, 8,1 g Fett, 5,9 g Kohlenhydrate

Zutaten für 8 Portionen:

50 g Tiefkühl-Erbsen
1 TL Butter oder Margarine
ca. 250 g Kartoffeln (vom Vortag gut geeignet)
180 g Frischkäse oder Créme Vega
3 EL (pflanzliche) Milch
1 Ei oder Ei-Alternative aus 0,5 EL zerriebene Leinsamen mit 1,5 EL Wasser gemischt

gemischte Kräuter nach Geschmack
2 Frühlingszwiebeln
Salz
Pfeffer
optional: 4 Scheiben luftgetrockneter Schinken

Zubereitung:

1. Tauen Sie die Erbsen auf. Nehmen Sie Soufflé-Förmchen oder ein Muffinblech und fetten Sie die Mulden mit Butter ein. Heizen Sie den Backofen auf 160 Grad Umluft vor. Halbieren Sie, wenn gewünscht, den Schinken längs und legen Sie je ein Stück in eine Mulde. Schneiden Sie die Kartoffeln in Scheiben.

2. Rühren Sie den Frischkäse/ die Créme Vega mit der Milch und dem Ei/ der Ei-Alternative cremig. Waschen Sie die Kräuter, schneiden Sie sie klein und rühren Sie sie ebenfalls unter. Würzen Sie mit Salz und Pfeffer. Putzen und waschen Sie die Frühlingszwiebeln und schneiden Sie sie in kleine Röllchen. Mischen Sie die Kartoffeln und die Frühlingszwiebeln unter die Erbsen und anschließend auch vorsichtig mit der Frischkäsecreme.

3. Verteilen Sie die Masse gleichmäßig auf die Mulden und backen Sie das Ganze für 30 Minuten auf der mittleren Schiene im Ofen. Lösen Sie die Törtchen anschließend und servieren Sie sie kalt oder warm.

KARTOFFELKUCHEN MIT FRISCHEM KRÄUTER-DIP

Nährwerte pro Portion: 553,2 Kalorien, 14,3 g Eiweiß, 39,5 g Fett, 34,7 g Kohlenhydrate

Zutaten für 2 Portionen:

1 Zwiebel
ca. 400 g Kartoffeln
(vom Vortag geeignet)
1 TL getrockneter Thymian
125 g Creme fraiche oder Créme Vega
1 Spritzer Zitronensaft
1 TL getrockneter Majoran

3 EL Olivenöl
125 g Magerquark oder veganen Joghurt
0,5 Bund Schnittlauch
Salz
Pfeffer

Zubereitung:

1. Heizen Sie den Backofen auf 160 Grad Umluft vor. Schälen und würfeln Sie die Zwiebeln und dünsten Sie sie in einem EL Olivenöl. Reiben Sie die Kartoffeln mit einer Küchenreibe grob und mischen Sie sie mit den Zwiebeln. Würzen Sie mit Majoran, Thymian, Pfeffer und Salz.

2. Erhitzen Sie in einer ofenfesten Pfanne 2 EL Olivenöl und verteilen Sie die Masse gleichmäßig darin. Drücken Sie die Masse fest an den Grund der Pfanne und braten Sie alles bei mittlerer Hitze kurz an. Lassen Sie den Boden anschließend

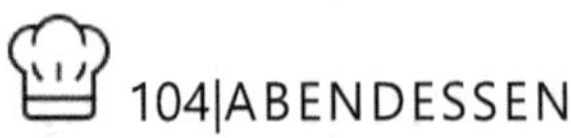

auf der mittleren Schiene im Backofen für etwa 20 Minuten goldbraun backen.

3. Verrühren Sie die Creme fraiche/ Créme Vega mit dem Quark/pflanzlichen Joghurt und schmecken Sie mit Zitronensaft, Salz und Pfeffer ab. Schneiden Sie den gewaschenen Schnittlauch in Röllchen und rühren Sie ihn unter die Creme.

4. Nehmen Sie den Kartoffelkuchen vorsichtig aus der Pfanne, teilen Sie ihn in Stücke und richten Sie ihn mit dem Schnittlauch-Dip an.

CRASHED POTATOES

Nährwerte pro Portion: 588,8 Kalorien, 9,3 g Eiweiß, 42,2 g Fett, 42,1 g Kohlenhydrate

Zutaten für eine Portion:

1 Zwiebel
ca. 400 g Kartoffeln
(vom Vortag geeignet)
1 TL getrockneter Thymian
125 g Creme fraiche oder
Créme Vega
1 Spritzer Zitronensaft
1 TL getrockneter Majoran

250 g Pellkartoffeln
(vom Vortag geeignet)
4 EL Olivenöl
0,5 Knoblauchzehe
125 g (pflanzlichen) Joghurt
Salz
Pfeffer

Zubereitung:

1. Mischen Sie die Pfefferkörner mit dem Koriander, der Fenchelsaat und den Kreuzkümmelsamen und zerstoßen Sie sie grob im Mörser. Rühren Sie Paprikapulver, eine Prise Pfeffer und 0,5 TL Salz unter.

2. Heizen Sie den Backofen auf 200 Grad Umluft vor und legen Sie ein Backblech mit Backpapier aus.

3. Legen Sie die Kartoffeln mit der Schale auf das Backblech. Drücken Sie jede Kartoffel mit einem Kartoffelstampfer bis zur Hälfte platt. Seien Sie vorsichtig, denn die Kartoffeln

sollten nicht auseinander fallen. Verrühren Sie die Gewürzmischung mit dem Öl und streichen Sie es über die Kartoffeln.

4. Lassen Sie die Kartoffeln für 25 Minuten goldbraun backen. Falls die Kartoffeln zu trocken sein sollten, beträufeln Sie sie kurz vor dem Servieren erneut mit etwas Olivenöl.

5. Für den Dip schälen Sie die Knoblauchzehe, hacken Sie fein und rühren Sie sie unter den Joghurt. Würzen Sie mit Salz und Pfeffer.

KARTOFFEL-ZUCCHINI-GRATIN

Nährwerte pro Portion: 370,1 Kalorien, 11 g Eiweiß, 24,1 g Fett, 26,7 g Kohlenhydrate

Zutaten für 4 Portionen:

600 g festkochende Kartoffeln
450 g Zucchini
250 ml Sahne/ Sojasahne

100 ml Gemüsebrühe
75 g geriebenen Käse (ggf. vegan)
Salz, Pfeffer

Zubereitung:

1. Kochen und pellen Sie die Kartoffeln. Schneiden Sie sie in etwa 1,5 cm dicke Scheiben.

2. Waschen Sie die Zucchini und schneiden Sie sie ebenfalls in Scheiben. Anschließend schichten Sie die Kartoffel- und Zucchinischeiben dachziegelartig in einer eingefetteten Auflaufform.

3. Bestreuen Sie die Zucchini-Kartoffel-Schichten mit Salz und Pfeffer. Verrühren sie die Sahne mit der Brühe, schmecken Sie sie mit Salz und Pfeffer ab und geben Sie die Sahnesauce über die Kartoffeln.

4. Der Auflauf muss nun nur noch mit dem Käse bestreut werden und für 20-30 Minuten bei 200 Grad Umluft überbacken werden.

FEINER KARTOFFEL-AUFLAUF

Nährwertangaben pro Portion (ohne Lachs): 361,1 Kalorien, 13,2 g Eiweiß, 23,7 g Fett, 23,5 g Kohlenhydrate

Zutaten für 4 Portionen:

20 festkochende, kleine Kartoffeln
1 Bund Frühlingszwiebeln
200 ml Sahne (ggf. pflanzlich)
200 ml Milch (ggf. pflanzlich)

200 g Schmelzkäse oder Créme Vega
1 EL Dill
Salz

optional: 300 g Räucherlachsscheiben

Zubereitung:

1. Garen Sie die Kartoffeln und schneiden Sie sie in dünne Scheiben. Bestreuen Sie sie mit etwas Salz.

2. Schichten Sie in einer Auflaufform abwechselnd Kartoffeln, wenn gewünscht Räucherlachs, sowie in Ringe gehackte Frühlingszwiebeln.

3. Verrühren Sie die Sahne, die Milch und den Schmelzkäse, bzw. die Créme Vega und den Dill und geben Sie alles über den Auflauf. Lassen Sie den Auflauf für etwa 25 Minuten bei 180 Grad Umluft backen.

KARTOFFEL-GEMÜSE-PFANNE MIT FETA

Nährwerte pro Portion: 633,1 Kalorien, 32,4 g Eiweiß, 28,4 g Fett, 60,5 g Kohlenhydrate

Zutaten für 2 Portionen:

400 g vorwiegend festkochnde Kartoffeln
100 g (veganer) Feta
2 EL Frischkäse oder Créme Vega
Kräutermischung oder frische Kräuter
(zum Beispiel Petersilie, Schnittlauch etc.)
Pinienkerne

1 Brokkoli
1 Schalotte
1 Glas getrocknete Tomaten
100 ml Cremefine oder Sojasahne
Salz, Pfeffer, Muskat

Zubereitung:

1. Schälen und würfeln Sie die Kartoffeln und lassen Sie sie anschließend in Salzwasser garen. Währenddessen können Sie bereits den Brokkoli waschen und in Röschen schneiden. Lassen Sie auch den Brokkoli für etwa zehn Minuten in heißem Wasser köcheln.

2. Hacken Sie die Zwiebeln klein und dünsten Sie sie in etwas Olivenöl an. Nehmen Sie die Kartoffeln und den Brokkoli aus dem Wasser und geben Sie ihn zu der Zwiebel. Braten Sie alles kurz an.

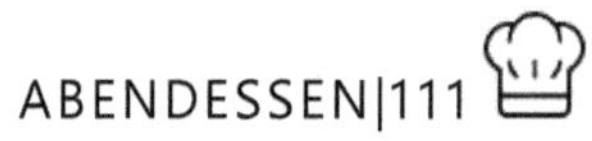

3. Fügen Sie nach Belieben getrocknete Tomaten hinzu, vermengen Sie alles gut miteinander und würzen Sie mit Salz, Pfeffer und Muskat.

4. Mischen Sie nun auch die Créme Vega/ den Frischkäse und die Cremefine bzw. Sojasahne unter das Gemüse. Schmecken Sie mit Kräutern ganz nach Ihrem Geschmack ab.

5. Rösten Sie in einer separaten Pfanne ohne Öl die Pinienkerne und geben Sie sie zum Servieren zusammen mit dem Feta über das Gemüse.

SAUERKRAUT-KARTOFFEL-PATTIES

Nährwerte pro Portion: 299 Kalorien, 9,4 g Eiweiß, 13,7 g Fett, 33,3 g Kohlenhydrate

Zutaten für 2 Portionen:

350 g mehligkochende Kartoffeln
200 g gegartes Sauerkraut
2 Lauchzwiebeln
1 Ei oder
Ei-Alternative aus 0,5 EL gemahlene Leinsamen mit 1,5 EL Wasser gemischt
1 TL geriebener Meerrettich

1 Zwiebel
Öl
1 EL Speisestärke
Salz
Pfeffer

Zubereitung:

1. Waschen Sie die Kartoffeln und lassen Sie sie mit Schale für etwa 25 Minuten in Salzwasser garen.

2. Lassen Sie das Sauerkraut mithilfe eines Siebes abtropfen, drücken Sie es gut aus und schneiden Sie es fein. Schälen Sie die Zwiebel und hacken Sie sie klein. Die Lauchzwiebeln müssen Sie waschen und anschließend in dünne Ringe schneiden. Dünsten Sie beides gemeinsam in etwas Öl.

3. Lassen Sie die gegarten Kartoffeln ausdampfen, schälen Sie sie und zerstampfen Sie sie mit einem Kartoffelstampfer. Geben Sie die Speisestärke, das Ei bzw. die Ei-Alternative, die gedünsteten Zwiebeln und das Sauerkraut zu den Kartoffeln, mischen Sie alles ordentlich und würzen Sie mit Salz und Pfeffer.

4. Teilen Sie die Masse in sechs Portionen und formen Sie daraus jeweils ein Patty. Die Patties braten Sie dann in heißem Öl von beiden Seiten kurz an, bis Sie goldgelb sind. Diese Bratlinge eignen sich sehr gut um daraus vegetarische/vegane Burger zu machen, oder auch als Beilage zu Salaten.

INDISCHES BLUMENKOHL-CURRY MIT KARTOFFELN

Nährwerte pro Portion: 235, 8 Kalorien, 8,8 g Eiweiß, 14,2 g Fett, 18,2 g Kohlenhydrate

Zutaten für 2 Portionen:

- 1,5 festkochende Kartoffeln, grob gewürfelt
- 1 ½ Zwiebeln, fein gehackt
- 20 g Butter oder Margarine
- 0,75 EL Ingwer, fein gehackt
- 0,5 EL Knoblauch, fein gehackt
- 2 kleine grüne Chilischoten, fein gehackt
- 1 TL Kreuzkümmel, gemahlen
- 0,25 TL Cayennepfeffer
- 0,25 TL Fenchelsamen, gemahlen
- 0,25 TL Pfeffer, gemahlen
- 0,25 EL Koriander, gemahlen
- 1 EL gemahlene Mandeln
- 250 g passierte Tomaten
- 0,5 Kopf Blumenkohl, in Röschen zerteilt
- 1,5 EL Koriandergrün, gehackt

Zubereitung:

1. Zerlassen Sie die Butter oder Margarine in einem Wok, oder alternativ einer größeren Pfanne. Lassen Sie die Zwiebeln bei mittlerer Hitze darin glasig werden. Geben Sie dann die Chilies, den Ingwer und den Knoblauch dazu und lassen Sie alles braten. Fügen Sie die Mandeln, den Koriander, den Pfeffer, den Fenchel, den Cayennepfeffer und den Kreuzkümmel hinzu und löschen Sie das Ganze mit 250 ml Wasser ab.

Rühren Sie die passierten Tomaten unter und lassen Sie alles köcheln.

2. Geben Sie den Blumenkohl und die Kartoffeln in die Pfanne. Nach etwa zwanzig Minuten nehmen Sie die Pfanne vom Herd und rühren den Koriander unter.

3. Servieren Sie das Curry mit etwas Reis, oder lassen Sie es etwas länger sieden, bis es eine festere Konsistenz hat.

KARTOFFELSUPPE MIT SPINAT UND PILZEN

Nährwerte pro Portion: 144,8 Kalorien, 6,3 g Eiweiß, 3,2 g Fett, 21 g Kohlenhydrate

Zutaten für 2 Portionen:

<u>Für die Suppe</u>
0,5 Zwiebel
1,5 Knoblauchzehen
250 g mehligkochende Kartoffeln
400 ml Gemüsebrühe
25 ml Kokosmilch
0,5 TL Salz

<u>Für die Einlage</u>
50 g frischen oder gefrorenen Spinat
125 g Champignons
0,5 Knoblauchzehe
1,5 EL Sojasauce

Zubereitung:

1. Waschen und schälen Sie das Gemüse und schneiden Sie es in feine Würfel.

2. Hacken Sie die Zwiebel und den Knoblauch und dünsten Sie sie in einem Topf mit etwas Gemüsebrühe glasig. Geben Sie nach ein paar Minuten die Kartoffeln und den Sellerie hinzu und lassen Sie alles zusammen anbraten.

3. Füllen Sie den Topf soweit mit Gemüsebrühe auf, dass das Gemüse komplett bedeckt ist.

4. Lassen Sie die Suppe köcheln, bis das Gemüse weich ist.

5. Für die Suppeneinlage dünsten Sie den gehackten Knoblauch in der Sojasauce an. Geben Sie dann das geschnittene Blattgemüse und die Pilze hinzu und lassen Sie es für fünf Minuten braten. Würzen Sie dann nach Belieben mit Salz und Pfeffer.

6. Pürieren Sie die Gemüsesuppe. Geben Sie dann ein wenig Kokosmilch dazu.

7. Die Suppe kann dann gemeinsam mit der Einlage serviert werden.

KARTOFFELGULASCH

Nährwerte pro Portion: 217 Kalorien, 3,9 g Eiweiß, 10,3 g Fett, 26 g Kohlenhydrate

Zutaten für 2 Portionen:

300 g Kartoffeln	2 EL Rapsöl
100 g Kartoffeln (violett)	1 Prise Salz
1 Zwiebeln	1 Prise Majoran
1 Paprika	1 Prise Kümmel
300 ml klare Gemüsesuppe	1 Prise Pfeffer
0,5 EL Paprikapulver	1 EL Tomatenmark
1 Lorbeerblatt	1 Prise Zucker

Zubereitung:

1. Schälen Sie zunächst die Kartoffeln und schneiden Sie sie in mundgerechte Stücke. Schälen Sie die Zwiebel und hacken Sie sie fein. Die Paprika müssen Sie waschen, die Kerne entfernen und in kleine Würfel schneiden.

2. Rösten Sie die Zwiebeln in etwas Öl an und löschen Sie sie mit der Gemüsebrühe ab. Geben Sie etwas Paprikapulver dazu.

3. Geben Sie nun die Kartoffel zusammen mit den restlichen Gewürzen und der Paprika in die Brühe. Kochen Sie alles unter gelegentlichem Rühren, bis es nach etwa zwanzig

Minuten weich ist. Ganz nach Ihrem Geschmack können Sie noch ein wenig Essig und/oder Olivenöl dazu geben.

Snacks & Desserts

HAUSGEMACHTE KARTOFFELCHIPS

Nährwerte pro Portion: 807 Kalorien, 12 g Kohlenhydrate, 84 g Fett, 2 g Eiweiß

Zutaten für 3 Portionen:

6 große, festkochende Kartoffeln
250 ml Rapsöl

1/4 TL Salz
1/4 TL Paprikapulver

Zubereitung:

1. Schälen Sie die rohen Kartoffeln und schneiden Sie sie in extrem dünne Scheiben. Um es sich einfacher zu machen können Sie dafür eine Gemüsehobel oder einen Sparschäler nehmen.

2. Die Chips werden besonders knusprig, wenn sie möglichst viel Stärke verloren haben. Dafür können Sie die geschnittenen Kartoffeln für 30 bis 60 Minuten in kaltes Wasser legen und anschließend mit einem sauberen Küchentuch gründlich abtupfen.

3. Erhitzen Sie das Öl auf etwa 160 Grad und frittieren Sie die Chips darin, bis sie goldbraun werden. Anschließend legen Sie sie auf ein Küchenpapier, damit das überschüssige Fett gut ablaufen kann.

4. Nun müssen Sie Ihre Chips nur noch würzen! Einfach mit Salz und Paprikapulver bestreuen und alles gut verteilen.

5. Wenn Sie den Dreh raus haben, können Sie sich auch mal an andere Gewürzmischungen wagen, ganz wie es Ihnen schmeckt!

SÜßE KARTOFFEL-SCONES

Nährwerte pro Portion: 150,7 Kalorien, 2,5 g Eiweiß, 8,2 g Fett, 17,8 g Kohlenhydrate

Zutaten für 12 Portionen:

250 g Kartoffelpüree	4 TL Backpulver
200 g Mehl	Prise Salz
50 g Butter oder Margarine	Prise Muskat, gerieben
80 g Apfelmus	etwas Mehl für die
1 EL (pflanzliche) Milch	Arbeitsplatte

Zubereitung:

1. Vermischen Sie das Mehl mit der Muskatnuss, dem Salz und dem Backpulver und sieben Sie alles gemeinsam in eine Schüssel.

2. Zerlassen Sie die Butter und verrühren Sie sie mit dem Kartoffelpüree. Geben Sie das Kartoffelpüree dann zu der Mehlmischung und vermengen Sie alles mit dem Apfelmus. Ist der Teig noch klebrig, ergänzen Sie ein wenig Milch, solange, bis Sie einen lockeren, aber festen Teig haben, der sich gut ausrollen lässt.

3. Heizen Sie den Backofen auf 200 Grad Umluft vor. Rollen Sie dann den Teig auf Ihrer bemehlten Arbeitsfläche aus, sodass er etwa zwei Zentimeter dick ist. Stechen Sie dann mit einer runden Ausstechform oder aber einem Glas Scones aus. Der Teig sollte für 12 Scones reichen.

4. Legen Sie ein Backblech mit Backpapier aus und verteilen Sie die Scones darauf. Lassen Sie sie dann für etwa 15 Minuten backen.

CREMIGES SÜßKARTOFFEL-EIS

Nährwerte pro Portion: 405,1 Kalorien, 6,1 g Eiweiß, 12,3 g Fett, 69,1 g Kohlenhydrate

Zutaten für 10 Portionen:

500 g lila Süßkartoffel
400 ml Kokosmilch
0,5 Tl Salz

140 ml Reissirup
250 ml Sojamilch

Zubereitung:

1. Schälen Sie die Süßkartoffel, schneiden Sie sie in kleine Stücke und kochen Sie sie bis sie weich ist.

2. Pürieren Sie die gekochten Kartoffeln mit Hilfe eines Pürierstabs. Geben Sie dann die Kokosmilch, die Sojamilch, den Reissirup und ein wenig Salz hinzu. Pürieren Sie erneut alles, bis Sie eine sehr feine, cremige Konsistenz haben. Füllen Sie die Creme in ein Behältnis, das Sie verschließen können und das für das Gefrierfach geeignet ist.

3. Lassen Sie die vorbereitete Creme zugedeckt über Nacht im Kühlschrank ziehen. Anschließend können Sie sie entweder in eine Eismaschine füllen, oder noch einmal gut durchmixen und in Ihr Gefrierfach stellen.

4. Um Sie zu servieren nehmen Sie sie einfach aus dem Gefrierfach, lassen die Eiscreme für ein paar Minuten auftauen und formen dann Eiskugeln mit einem Portionierer. Das Eis kann toll mit verschiedensten Toppings nach Geschmack verfeinert werden. (Früchte, Schokostückchen, Streusel, Vanillesauce ….)

KARTOFFEL-LEBKUCHEN

Nährwerte pro Portion: 195 Kalorien, 24 g Kohlenhydrate, 8 g Fett, 4 g Protein

Zutaten für 15 Lebkuchen:

250 g mehligkochende Kartoffeln
150 g Mehl
150 g Zucker
200 g gemahlene Mandeln
25 g Orangeat oder Abrieb einer Bio-Orange
25 g Zitronat oder Abrieb einer Bio-Zitrone
2 TL Lebkuchengewürz

0,5 Päckchen Backpulver
0,5 Tafel vegane Schokolade oder Zartbitter-Kuvertüre
15-20 runde Oblaten

optional: Dekor wie Blattgold, Streusel, Nusssplitter, Schokoladenstückchen

Zubereitung:

1. Schälen Sie die Kartoffeln und kochen Sie sie weich. Gießen Sie das Wasser ab und zerstampfen Sie die Kartoffeln, solange sie noch warm sind. Stellen Sie den Kartoffelbrei zunächst zur Seite.

2. Vermengen Sie alle trockenen Zutaten, außer die Schokolade. Orangeat und Zitronat müssen gegebenenfalls in kleinere Würfel geschnitten werden.

3. Geben Sie den abgekühlten Kartoffelbrei zu den trockenen Zutaten und mixen Sie alles mit einem Handrührgerät zu einem glatten Teig

4. Legen Sie die Oblaten auf ein mit Backpapier bedecktes Blech und geben Sie jeweils einen gehäuften Esslöffel Lebkuchenteig darauf.

5. Lassen Sie die Lebkuchen bei 200 Grad Umluft für etwa eine Viertelstunde backen.

6. Sind die Lebkuchen fertig und ausgekühlt, schmelzen Sie die Kuvertüre in einem Wasserbad und verteilen Sie sie großzügig auf den Lebkuchen. Anschließend können Sie nach Belieben mit Blattgold, Streuseln, Nusssplittern, Schokoladenstückchen etc. dekorieren.

SÜßKARTOFFEL BROWNIES

Nährwerte pro Portion: 110 Kalorien, 10 g Kohlenhydrate, 6 g Fett, 3 g Eiweiß

Zutaten für 4 Portionen:

250 g Süßkartoffeln
75 g gemahlene Mandeln
0,5 Prise Salz
0,5 EL Agavendicksaft

5 Medjool-Datteln
(oder 14 Soft-Datteln)
2,5 EL + etwas Backkakao

optional: 0,5 TL gemahlener Zimt

Zubereitung:

1. Schälen Sie die Süßkartoffel und schneiden Sie sie in kleine Stücke. Lassen Sie sie in kochendem Wasser für etwa 15 Minuten garen.

2. Heizen Sie den Backofen auf 160 Grad Umluft vor und legen Sie eine eckige Springform mit Backpapier aus.

3. Entsteine die Medjool-Datteln und lasse Sie für etwa 10 Minuten in kaltem Wasser einweichen. Soft-Datteln müssen nicht entkernt werden, sollten aber auch in kaltem Wasser eingeweicht werden.

4. Mischen Sie Salz, Backkakao, gemahlene Mandeln und wenn gewünscht Zimt in einer Schüssel. Gießen Sie das Wasser der Süßkartoffeln ab und lassen Sie sie abkühlen.

5. Die eingeweichten Datteln müssen nun ebenfalls aus dem Wasser genommen werden und mit einem Esslöffel Wasser, dem Agavendicksaft und den Süßkartoffeln mit einem Pürierstab fein püriert werden.

6. Geben Sie den Kakao-Mandel-Mix nach und nach dazu und mixen Sie mit einem Rührgerät, damit sich alles gut miteinander vermengt.

7. Den fertigen Teig geben Sie dann in die Form, streichen ihn glatt und lassen ihn für etwa 40 Minuten backen. Den fertigen Kuchen können Sie mit etwas Backkakao bestreuen und in 8 Teile schneiden.

MARILLENKNÖDEL

Nährwerte pro Portion: 204,9 Kalorien, 3,6 g Eiweiß, 9 g Fett, 28,3 g Kohlenhydrate

Zutaten für 4 Portionen:

250 g mehligkochende Kartoffeln
4 Marillen oder Aprikosen
65 g Dinkelmehl
25 g Dinkelgrieß oder Kokosflocken
1 TL Johannisbrotkernmehl
15 g Kokosöl weich bzw. streichfähig
pflanzliches Öl

Würfelzucker, wenn die Marillen nicht süß genug sind

Für die Brösel:
1,5 EL Semmelbrösel
1 EL Rohrzucker
1 TL Kokosöl
1,5 EL Kokosflocken
Kakaopulver und Zimt nach Belieben

Zubereitung:

1. Entkernen Sie die Marillen, bestenfalls ohne sie durch zu schneiden. Sind die Marillen nicht süß genug, geben Sie ein Stück Würfelzucker in die Mitte.

2. Kochen Sie die ungeschälten Kartoffeln gar. Entnehmen Sie sie sobald die Kartoffeln weich sind, schälen Sie sie noch heiß und zerstampfen Sie sie mit einem Kartoffelstampfer.

3. Geben Sie Kokosöl, Johannisbrotkernmehl, Kokosflocken oder Grieß und Mehl dazu und verkneten Sie alles gut mit der Hand.

4. Rollen Sie den Teig anschließend auf einer bemehlten Arbeitsfläche aus und teilen Sie ihn in vier Stücke. Drücken Sie die Stücke flach und umhüllen Sie die Marillen damit. Sollte der Teig noch sehr trocken sein, geben Sie ein wenig Öl auf Ihre Hände und formen Sie die Knödel dann.

5. Lassen Sie die Knödel in leicht köchelndem Wasser für etwa zehn Minuten garen. Tropfen Sie sie anschließend ab, wälzen Sie sie in den Bröseln (Zubereitung siehe 6.) und servieren Sie sie sofort, entweder pur, mit anderen Früchten, mit Vanillesauce, oder roter Grütze.

6. Um die Brösel herzustellen geben Sie das Kokosöl in einen Topf und lassen Sie es schmelzen. Geben Sie die Semmelbrösel dazu und rühren Sie, bis die Brösel braun werden. Geben Sie dann den Zucker, Zimt und das Kakaopulver hinzu.

SÜßKARTOFFEL-MANGO-MUFFINS

Nährwerte pro Portion: 583,2 Kalorien, 10,4 g Eiweiß, 30,7 g Fett, 66,3 g Kohlenhydrate

Zutaten für 6 Portionen:

250 g Süßkartoffeln
245 g Mehl
1 TL Natron
½ TL Ingwerpulver
4 EL Honig oder Agaven-
dicksaft
60 ml Sonnenblumenöl
125 ml Buttermilch oder
pflanzliche Milch
Salz
1 TL Backpulver
1 TL Zimt

65 g Zucker
2 Eier oder 160 g Apfelmus

Für das Topping
150 g zartbitter Schoko-
lade
150 g (Soja-)Sahne
12 Mangostreifen zum
Verzieren

Zubereitung:

1. Schälen Sie die Kartoffeln, schneiden Sie sie in Würfel und lassen Sie sie in Salzwasser für etwa eine Viertelstunde weich kochen. Gießen Sie dann das Wasser ab und pürieren Sie die Kartoffeln. Lassen Sie das Püree gut abkühlen.

2. Heizen Sie den Backofen auf 180 Grad Umluft vor. Fetten Sie ein Muffinblech ein und mischen Sie in einer Schüssel alle Gewürze mit Salz, Natron, Backpulver und Mehl. Das Kartoffelpüree vermengen Sie mit der Buttermilch oder der pflanzlichen Milch, dem Öl, Eiern oder Apfelmus, Honig oder Agavendicksaft und Zucker. Vermengen Sie es nach und nach mit der Mehlmischung.

3. Geben Sie den Teig in die Förmchen und lassen Sie die Muffins für 15-20 Minuten backen. Schneiden Sie währenddessen die Schokolade in kleine Stücke und erhitzen Sie die Sahne. Die Schokolade geben Sie dann in die Sahne, sodass eine Schokocreme entsteht. Nehmen Sie diese Creme von der Platte und lassen Sie sie abkühlen. Sie kann dann auf die Muffins gespritzt werden und mit den Mangostreifen verziert werden.

KARTOFFEL-PARFAIT IN HOLUNDERBEERSAUCE

Nährwerte pro Portion: 381,6 Kalorien, 7,9 g Eiweiß, 15,6 g Fett, 50,1 g Kohlenhydrate

Zutaten für 6 Portionen:

300 g kleine, festkochende Kartoffeln
250 g Speisequark/
veganer Quark
25 g geriebene Zitronen-
schale
250 g (Soja-)Sahne
100 g Zucker
1 Pck. Vanillezucker
Saft aus einer Zitrone

Für die Sauce:
1 Päckchen Tortenguss
500 ml Holundersaft
80 g Zucker

Zubereitung:

1. Um das Kartoffelparfait herzustellen, waschen Sie die Kartoffeln und kochen Sie sie für etwa zwanzig Minuten, bis sie gar sind. Schlagen Sie die (Soja-)Sahne mit einem Handrührgerät steif. Schrecken Sie die Kartoffeln ab, pellen Sie sie und zerstampfen Sie sie mit einem Kartoffelstampfer, solange sie noch warm sind.

2. Vermengen Sie die zerstampften Kartoffeln mit den übrigen Zutaten und heben Sie die geschlagene Sahne unter. Füllen Sie die Kartoffelcreme in eine flache Schale und stellen Sie sie für etwa drei Stunden in Ihr Gefrierfach. Rühren Sie stündlich einmal um.

3. Bereiten Sie den Tortenguss nach Packungsanleitung zu, ergänzen Sie allerdings 80 g Zucker, sowie 500 ml Holundersaft. Lassen Sie die Sauce abkühlen, rühren Sie dabei regelmäßig um.

4. Zum Servieren verteilen Sie ein wenig Holunderbeersauce auf einem Teller, formen mit einem Eisportionierer eine Kugel aus dem Parfait und legen es in die Sauce.

KARTOFFELSCHMARRN

Nährwerte pro Portion: 355,5 Kalorien, 10,3 g Eiweiß, 9,1 g Fett, 57,9 g Kohlenhydrate

Zutaten für 4 Portionen:

1 kg mehligkochende Kartoffeln	1 Prise Salz
2 EL Butter oder Margarine	6 EL Zucker
3 Eier oder 240 g Apfelmus	Puderzucker
2 EL Joghurt, ggf. pflanzlich	Früchte oder Kompott nach
1 Päckchen Vanillezucker	Belieben

Zubereitung:

1. Garen Sie die Kartoffeln in Salzwasser, entnehmen Sie sie sobald sie weich sind, lassen Sie sie ausdämpfen und schälen und zerstampfen Sie sie, solange die Kartoffeln noch warm sind.

2. Wenn Sie Eier verwenden wollen, dann trennen Sie sie nun und schlagen Sie das Eiweiß zu Eischnee. Das Eigelb mischen Sie mit Salz, Butter, Vanillezucker, Zucker und Joghurt. Für die vegane Variante mischen Sie einfach das Apfelmus mit Salz, Butter, Vanillezucker, Zucker und Joghurt. Geben Sie das Gemisch zu den Kartoffeln und mixen Sie mit einem Handrührgerät gut durch.

3. Heben Sie nun gegebenenfalls den Eischnee unter die Kartoffelmasse.

4. Geben Sie den Teig in eine eingefettete Form, streichen Sie ihn glatt und lassen Sie ihn für etwa 15 Minuten bei 180 Grad im Ofen backen.

5. Den fertigen Kartoffelschmarrn bestreuen Sie zum Servieren mit Puderzucker. Dazu können Sie Früchte oder Kompott Ihrer Wahl reichen.

SCHOKOPUDDING AUS SÜßKARTOFFELN

Nährwerte pro Portion: 169,4 Kalorien, 3,6 g Eiweiß, 3 g Fett, 31,9 g Kohlenhydrate

Zutaten für 4 Portionen:

2 Süßkartoffeln
1 Prise Zimt nach Belieben
50 ml Wasser oder
pflanzliche Milch

4 EL Kakaopulver zum
Backen
Ahornsirup nach Belieben

Zubereitung:

1. Stechen Sie die Süßkartoffel von allen Seiten mit einer Gabel ein.

2. Heizen Sie den Backofen auf 200 Grad Umluft vor und lassen Sie die Kartoffeln darin für 45 Minuten backen, bis Sie gar sind.

3. Wenn Sie sehen, dass Saft aus der Süßkartoffel austritt, können Sie davon ausgehen, dass das Innere der Kartoffel weich ist. Nehmen Sie sie dann aus dem Ofen, halbieren Sie sie und lösen Sie mit Hilfe eines Löffels das Fruchtfleisch. Lassen Sie dies nun abkühlen.

4. Geben Sie das Fruchtfleisch in eine Rührschüssel, fügen Sie die anderen Zutaten hinzu und verarbeiten Sie es mit einem Handrührgerät zu einem glatten Puddingteig. Lassen Sie den Pudding im Kühlschrank abkühlen und genießen Sie ihn dann!

Feedback

Für Feedback zum Buch, Rückfragen zu den Tipps, Hinweise auf Fehler sowie Verbesserungsvorschläge erreichen Sie mich über die E-Mail-Adresse verena.boeheim@gmail.com.

Ich freue mich über Ihre Nachricht!

Rezension

.... und falls Sie Zeit haben freue ich mich über Ihre Rezension auf www.amazon.de.

Gemüse-Bibel

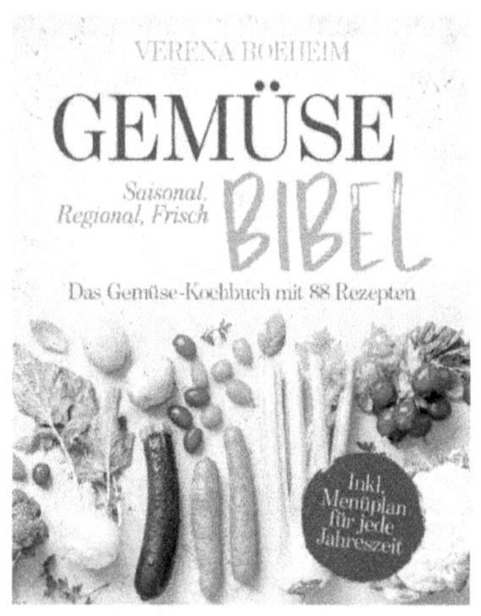

<u>Gemüse Bibel</u>: dank Gemüse Kochbuch stets saisonal regional frisch essen – hochinformativ für Vegetarier, Veganer und Fleischesser.

Gesund, schmackhaft, vegetarisch essen – so geht's.

Wechseljahre loading

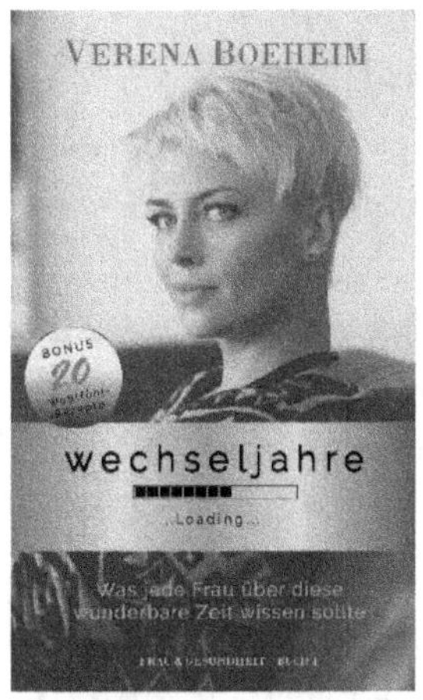

<u>Wechseljahre loading</u>: Was jede Frau über diese wunderbare Zeit wissen sollte. Bonus: 20 Wohlfühlrezepte (Frau & Gesundheit 1)

Es trifft uns völlig unvorbereitet, ein Entkommen ist unmöglich! Die Wechseljahre der Frauen!

Selten wird darüber gesprochen und wenn, dann wenig Gutes. Viele Frauen sehen die Wechseljahre als Belastung und sind mit ihrem Körper und ihrer Seele überfordert: Von „himmelhochjauchzend" bis „zu Tode betrübt" in rasender Geschwindigkeit, mysteriöse Schweißausbrüche trotz klirrendem Winterwetter, schlaflose Nächte, wirre Träume, Stimmungsschwankungen, Wechseljahre Depressionen und zahlreiche andere Wechseljahresbeschwerden - alles gibt es, nichts ist unmöglich!

Haftungsausschluss

Dieses Buch enthält Meinungen und Ideen der Autorin und hat die Absicht, Menschen hilfreiches und informatives Wissen zu vermitteln. Die enthaltenen Strategien passen möglicherweise nicht zu jedem Leser, und es gibt keine Garantie dafür, dass sie auch wirklich bei jedem funktionieren. Die Benutzung dieses Buchs und die Umsetzung der darin enthaltenen Informationen erfolgt ausdrücklich auf eigenes Risiko. Haftungsansprüche gegen die Autorin für Schäden materieller oder ideeller Art, die durch die Nutzung oder Nichtnutzung der Informationen bzw. durch die Nutzung fehlerhafter und/oder unvollständiger Informationen verursacht wurden, sind ausdrücklich ausgeschlossen. Das Werk, inklusive aller Inhalte, gewährt keine Garantie oder Gewähr für Aktualität, Korrektheit, Vollständigkeit und Qualität der bereitgestellten Informationen. Druckfehler und Fehl-informationen können nicht vollständig ausgeschlossen werden.

Impressum